熟年館 09

肚子裡的祕密

劉育志、白映俞◎著

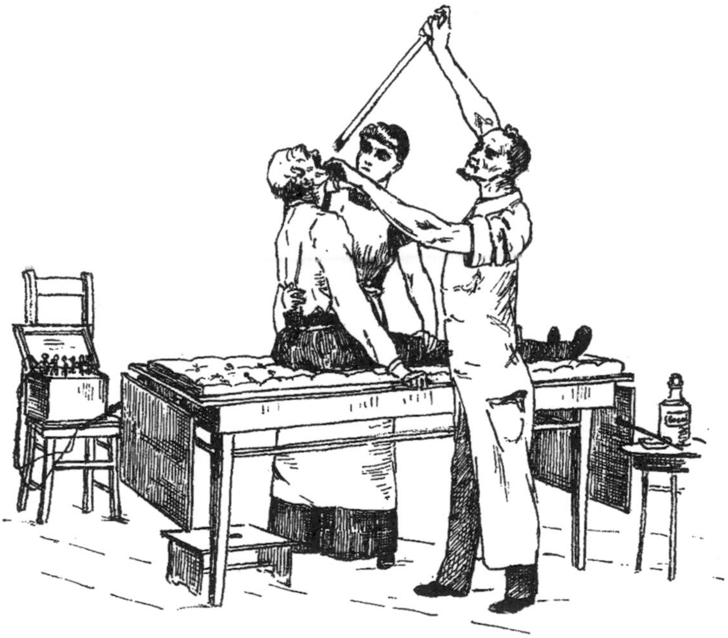

臺灣商務印書館

Content

Content

PART 5

肝臟

PART 6

胰臟

關於作者

劉育志

筆名：小志志，是外科醫師，也是網路宅男，對於人性、心理、歷史、科學有許多的好奇。目前專事寫作，於《皇冠雜誌》、《蘋果日報》、《商業周刊》、良醫健康網、《時尚健康雜誌》撰寫專欄，亦是《PanSci 泛科學》、《國語日報》、《科學少年》的撰稿人。

著作：

2007《外科失樂園》
2012《刀下人間》
2012《醫療崩壞！沒有醫師救命的時代》
2012《醫療崩壞！烏托邦的實現與幻滅》
2013《公主病，沒藥醫！》
2013《護理崩壞！醫療難民潮來襲》
2013《臺灣的病人最幸福》
2013《玩命手術刀：外科史上的黑色幽默》
2013《不腦殘科學》

2014《臉紅心跳的好色醫學》

網誌：《外科失樂園》http://www.ChihChih.net

白映俞

一九八一年生，二〇〇六年畢業於成功大學並進入外科醫師訓練，二〇一〇年成為外科專科醫師。喜愛閱讀、寫作及運動，長期經營《外科失樂園》網站，書寫醫療、歷史、心理相關的科普散文，文章發表在《商業周刊》專欄部落格、良醫健康網及《PanSci 泛科學》。與家中的四歲女兒以同學相稱。著作：

2012《醫療崩壞！沒有醫師救命的時代》

2013《護理崩壞！醫療難民潮來襲》

2013《小女子的專長是開膛——我的外科女醫之路》

2013《玩命手術刀：外科史上的黑色幽默》

2013《不腦殘科學》

2014《臉紅心跳的好色醫學》

強力推薦，增進醫病溝通的好書

賴明德（成大醫學院副院長）

胃、小腸、大腸與肝膽胰這些器官，是我們在生活中時常會聽到的名詞，但我們對於這些器官相關的疾病，還是一知半解；萬一自己或家人不幸罹病時，往往聽不懂醫師的解釋，許多相關的資料又多以專業的角度書寫，常常是有看沒有懂、有聽沒有通。這是許多病人與醫師間的溝通問題，也因此造成許多醫療糾紛。

劉育志醫師與白映俞醫師的專長是一般外科，也就是專開肚子的醫師，對於胃、小腸、大腸與肝膽胰這些器官相當熟悉；從他們的角度來解釋疾病，兼有專業醫師的信度效度，又以一般民眾所能理解的文字來娓娓道出。劉醫師與白醫師還在書中加了許多貼心的小說明，包括「何時需要氫離子幫浦阻斷劑」、「你有胃癌危險因子嗎？」、「如何定義ＢＭＩ與病態性肥胖」等，都有助於我們了解這些專業名詞。我強力推荐此書給一般非專業民眾，可增進醫生和病人之溝通，進一步改善醫病關係，並協助民眾平時能更注意身體健康。

此外，從這些疾病相關的歷史故事，我們也看到了現代醫學的進步，真的是站在許多前人的肩上：有的是為了研究奮不顧身拿自己當實驗小白鼠的瘋狂醫師，也有不幸生在醫療未開發時代而勇敢的接受歷史上第一台手術的病人。由於這些前人的努力，現在的我們，才能知道某些疾病要用怎樣的藥物或手術治療，也才能預知這些治療潛在所帶來的併發症與副作用，而且該如何去避免這些。臺灣的民眾有幸擁有價廉物美的健保制度，與媲美歐美先進國家的醫療品質，真的要感激珍惜的。了解這些醫學研究有趣的歷史，對於有意從事生物醫學行業的學生也會有很大的鼓舞。

從劉醫師最早的故事小品《外科失樂園》、《刀下人間》、《公主病，沒藥醫》，與醫療現況有關的《醫療崩壞》、《臺灣的病人最幸福》，到與白醫師合著的醫學史相關書籍《玩命手術刀》，以及結合專業與生活的《臉紅心跳的好色醫學》與本書《肚子裡的祕密》，可見到劉醫師與白醫師連寫作都跟當醫師時一樣的拼命，期待兩位醫師的下一本書！

前言

「人為什麼能夠活著？又為什麼會生病？」

自古以來，我們的祖先就反覆思索這個問題。人們對於身體充滿了好奇，也有無限的想像。各個文明所流傳最早最早的治療方法，大多掌握在宣稱可以操控超自然力量的巫師手裡。

相傳神農氏擁有透明的肚皮，內臟清晰可見，能夠觀察食物的去向，也能了解藥草對於五臟六腑的影響。因此他決定親自嘗遍各式各樣的藥草，若是藥草具有毒性，內臟就會變成黑色。後來，神農氏嘗到一種含有劇毒的藥草，卻來不及解毒，便犧牲了生命。

神話故事裡的透明肚皮呈現了先祖們對於人體的好奇，渴望可以一探究竟。

這一回就讓我們一塊兒來瞧瞧肚子裡的祕密。

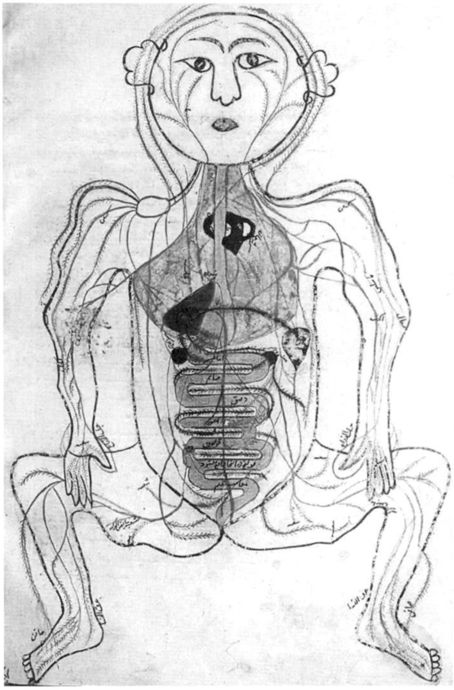

圖 1：腹腔裡的解剖構造，出版於西元 1390 年。
出處： Mansur ibn Ilyas, Tashrih-i badan-i insan, 1390. 圖片來源：U.S. National Library of Medicine.

PART 1 / 胃

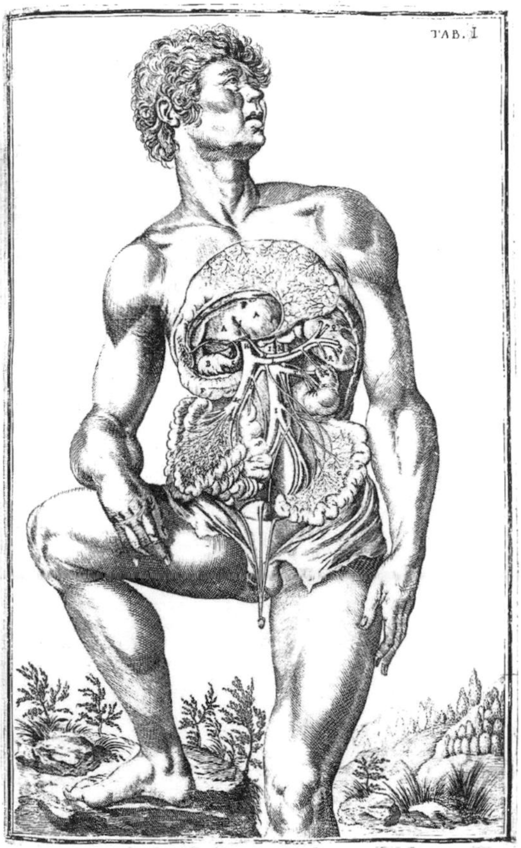

圖 2：腹腔裡的解剖構造，出版於西元 1627 年。
出處： Adriaan van de Spiegel, De humani corporis fabrica libri decem (Venice: Evangelista Deuchino, 1627).
圖片來源：U.S. National Library of Medicine

探索胃裡的祕密

世界各地的古早醫學都偏向哲學與玄學，在歐洲流行體液學說，普遍認為當血液、黏液、黃膽汁和黑膽汁這四種體液失衡，就會產生疾病。若要治療疾病，便得想辦法讓四種體液恢復平衡，而他們所提出的手段分別是放血、嘔吐、發汗、拉肚子。

顯然，在這段漫長的歲月裡，人體被視為一個神祕的箱子，沒有人曉得裡頭是如何運作，吃進去的食物又到了哪裡。中古世紀的學者們猜測當食物進入肚子後，會經過「燃燒」的過程，他們覺得食物一定是像火那樣燃燒，才會讓身體獲取能量。

吞進肚子裡的海綿

西元十六世紀，改變歷史的人誕生了。那是人稱「解剖學之父」的維薩里[1]。天生反骨的維薩里是第一個站出來駁斥古老解剖概念的醫師，他清楚地指出肝臟不是四葉、胃和

1　編按：維薩里（Andreas Vesalius，31 December 1514 – 15 October 1564），比利時解剖學家與醫生。他編寫的《人體構造學》（De humani corporis fabrica, On the Fabric of the Human Body）一書是人體解剖學的權威著作之一。他擔任西班牙國王查爾斯五世的御醫，被譽為近代人體解剖學的創始人。

脾臟之間並不存在通道，這些都是延續一千多年的錯誤。維薩里猜測消化從可以絞碎食物的胃開始，再進入小腸，使他成為腸胃道生理病理學的奠基者。

為什麼吃下去的食物會乖乖地從胃移動到小腸，然後進入大腸？是什麼驅動著食物往前走，讓食物不會往回走，或是走錯路呢？

維薩里的學生找到了另一個屬於腸道的祕密。原來，從小腸進入大腸的交接處有個巧妙的活門裝置，能夠阻止食物回流。

接著，解剖學家們陸陸續續找到更多精細構造，像是細小的胰管、膽管等等，但到了這裡我們所看到的只是消化工廠的管路，對於消化工廠是如何運轉仍然一無所知。醫師們愈接近肚子，就發現肚子藏有太多的祕密（圖3）。

到了十八世紀，有位醫師發現胃裡面藏有酸液，而且更進一步猜測，這些酸溜溜的液體，具有消化固態食物的能力。

你或許會有個疑問，凡是有過嘔吐經驗的人，應該都曉得胃酸的存在，這有什麼了不起呢？的確，知道胃酸的存在並不困難，困難的是要如何證明「胃液會消化食物」。

這位醫師用線綁著海綿，請受試者吞到肚子裡去，讓海綿浸泡在胃液裡，過一陣子再把海綿拉出來，如此就能取到可供實驗的胃液。他將不同種類的食物浸在胃液裡，最後得出了結論，「胃液可以消化肉類，但是對於麵粉似乎就起不了作用。」

我們不知道他到底請了多少人吞海綿，或是吞了多少次海綿，才能收集到足夠做實驗的胃液，經由他們的努力，終於替「胃液」與「消化」畫上了等號。

利用類似的實驗方式，醫師將食物浸在唾液裡，同樣發現唾液具有消化食物的能力，（想來收集口水真是比收集胃液方便多了）漸漸大家曉得，原來消化這件事應該從口腔就已經開始進行。

生理學家們積極地想解開關於消化的謎團，便需要取得更多的胃液來做研究。「海綿吸胃液」這種做法顯得過於不切實際，因此鼻胃管便誕生了，這是一種從口腔或鼻腔沿著食道進入胃部的管子，如此一來只要將管子插到動物的胃裡，生理學家就能抽取動物的胃

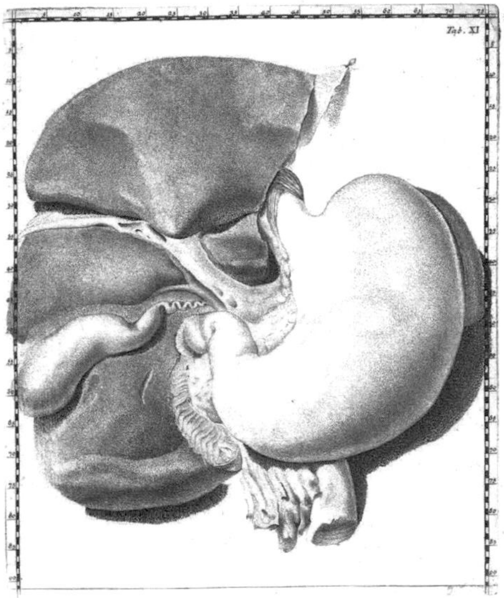

圖 3：胃的解剖位置，出版於西元 1775 年。

出處： Giovanni Domenico Santorini, Jo. Dominici Santorini Anatomici summi septemdecim tabulae (Parme : ex regia typpographia, 1775).

液做實驗。附帶一提，當時的鼻胃管可是用銀打造而成的呢。

然而，不論鼻胃管是金子做的，還是銀子做的，一般人見到生理學家將又細又長的管子插入動物胃部的作法時，都會驚駭地倒吸一口氣，非常不能接受，總認為生理學家在虐待動物。於是，埋首於研究胃液的學者們還曾被指控虐待動物而扭送警局。

有位在美國與加拿大邊界軍醫院工作的醫師比較幸運，他照顧到一位腹部受到槍擊的傷患，槍擊沒有奪走患者的性命，但在肚皮上留下了一道通向胃部的廔管。也就是說，原本和體表不相連的胃部，被子彈鑿出了隧道，使胃液能夠直接流到體表，意外成為研究生理的活教材。

在認真觀察由胃所分泌的液體，並分析各種成分之後，醫師發現，若胃液裡缺少酸性，便會失去消化食物的能力。換句話說，酸鹼值在消化功能裡也扮演了重要的角色。

不過，正如鋒利的兩面刃。胃酸在消化食物的同時，也會帶來胃潰瘍等惱人的問題。十九世紀的醫師提出，「沒有酸，就沒有潰瘍」（No acid, no ulcer.）這樣的觀念。

講到胃酸我們還得提到俄國著名的生理學家——巴夫洛夫[2]。對，就是那位搖著鈴鐺騙小狗說「食物來了」，然後害小狗流口水的巴夫洛夫。

2　編按：巴夫洛夫（Ivan Petrovich Pavlov, 26 September 1849- 27 February 1936），俄羅斯生理學家、心理學家、醫師。以他的古典制約論（classical conditioning）而著名，並在一九〇四年因為對消化系統的研究得到諾貝爾生理學或醫學獎。

巴夫洛夫從小狗實驗裡，證明只要大腦預期食物的出現，無須等到食物進入胃部，就會預先分泌出胃酸；巴夫洛夫更進一步了解是「迷走神經」在調控分泌胃酸的功能。靠著這些實驗，巴夫洛夫拿到一九〇四年的諾貝爾生理醫學獎。

關於胃的歷史回顧，我們就在此打住，接下來讓我們來看看目前生理學家對於胃的認識。

胃酸的功能是什麼？

胃的位置在左上腹，與肝臟、胰臟和脾臟相鄰。食物從口腔進入食道後，會被推進胃部。胃和食道相交接之處，有個括約肌叫做「賁門」，這是一段單向閥門，可以避免胃酸、食糜等逆流進入食道。

胃部的主要功能就是消化和貯存。當食物進入胃部後，胃部的肌肉會舒張，讓胃的空間變大，食物也就能在胃裡接受規律的「按摩」與胃液充分混和，接著被攪拌磨碎的食物漸漸變成食糜，經由幽門進入十二指腸。

除了收縮擠壓之外，胃部還能分泌胃酸和胃蛋白酶原。胃酸的主要成分就是鹽酸，而胃蛋白酶這種酵素正是將我們吃下的大魚大肉等蛋白質分解成小分子的主力。

前文我們提到了「若胃液裡缺少酸性，便會失去消化食物的能力」，這是因為剛分泌出來的胃蛋白酶原必須被胃酸活化之後，才轉變成有活性的胃蛋白酶。

由胃蛋白酶原轉變成胃蛋白酶的先決條件就是要在酸性環境中，假使胃酸分泌不足，pH值太高，那胃蛋白酶就會失去分解蛋白質的能力。

胃酸不但可以活化胃蛋白酶，還能夠殺死部分被吃進肚子裡的微生物，算是人體抵抗細菌大軍的重要防線。當胃酸隨著食糜進入腸子後，亦能促進胰液、腸液及膽汁分泌，以利腸道後續的消化。

為了避免被強酸與胃蛋白酶傷害，胃部有一層黏膜，會分泌黏液來保護胃部。萬一這個屏障不見了，胃部組織會受到侵襲，而出現所謂的胃潰瘍。

既然大家相信「沒有酸，就沒有潰瘍」，於是科學家們花了許多心思尋找胃酸分泌的調控機制。

除了巴夫洛夫提到的「迷走神經」外，巴夫洛夫的前助手亦發現「組織胺」能夠影響胃酸分泌，最後還有學者找到「胃泌素」。就是這個由「迷走神經—胃泌素—組織胺」三者組成很特殊的自我調控迴圈，影響著胃酸分泌的多與寡。

不管是透過手術或藥物，人類想對抗胃潰瘍，便得從這些調控機制下手才行。

你又胃痛了嗎？——消化性潰瘍

潰瘍是相當常見的毛病，大家可能都聽過朋友被診斷為消化性潰瘍，或者自己就曾經受潰瘍所苦。

講白話一點，潰瘍就是還沒有癒合的皮膚、黏膜傷口。潰瘍可能發生在胃部，也可能發生在十二指腸，通常我們會把這兩種潰瘍放在一塊兒討論，統稱為「消化性潰瘍」。

消化性潰瘍的發生率頗高，一個人一生中出現消化性潰瘍的機率差不多是一成。千萬別小看了消化性潰瘍，這個問題每年在全球大概奪走二十五萬人的性命。

消化性潰瘍最常見的症狀之一是腹痛，這種燒灼的疼痛多位於上腹部，而且通常會和用餐的時間有關。醫師會根據進食時間點與上腹痛的關係，來推測患者所罹患的是哪一種潰瘍。胃潰瘍的患者在空腹飢餓或進食當中會感到上腹疼痛，因為胃酸會刺激尚未癒合的黏膜缺損處，而造成不適。

至於十二指腸潰瘍疼痛發作的時間點與胃潰瘍稍有不同。十二指腸潰瘍的患者在剛開始進食時腹痛會減緩，因為這個時候幽門括約肌關起來，將胃酸留在胃部消化食物，不會流入十二指腸造成疼痛。不過吃完東西兩、三個小時之後，幽門打開，讓消化過的食糜進入十二指腸，這時胃酸刺激十二指腸的黏膜缺損，即會產生不適。

某些消化性潰瘍的患者在夜裡特別容易感到腹痛，而潰瘍傷口可能會時好時壞，一陣子傷口癒合了，幾天後可能又再度發生，讓這些症狀斷斷續續、反反覆覆。這一類型的腹痛容易在春季及秋季出現，或是情緒起伏較大時發作。除了上腹痛以外，消化性潰瘍亦可能帶來脹氣、打嗝、噁心、嘔吐、食慾低落、體重減輕、甚至穿孔或出血等症狀。年齡大於四十五歲的人若於兩個星期內都被上述症狀困擾著，那罹患消化性潰瘍的機率就很高，要趕緊到醫院就診。

穿孔和出血是消化性潰瘍所導致的腹部急症，胃腸道穿孔的時候消化液會流入腹腔內，造成嚴重的腹膜炎，需要緊急手術治療；而出血的時候則需要內視鏡的介入或動手術，若不及時處理，致死率非常的高。

喝下整罐細菌的男人

關於引致消化性潰瘍的原因，我們通常會聽到很多種說法，諸如抽菸、喝酒、壓力大、吃太辣，或是某些藥物也會造成潰瘍。

三十年前，幾乎所有的科學家都認同這些病因。可是，澳洲病理學家沃倫醫師[3]卻改

3 沃倫（John Robin Warren, 11 June 1937）。

變了世人對胃潰瘍的看法。

沃倫醫師在檢查胃潰瘍檢體時，於顯微鏡下看到了一隻彎彎曲曲、型態不甚優雅的細菌。「講出去肯定會被人笑的！」沃倫醫師心想。

打從年輕時代起，沃倫醫師所受到的醫學教育就這麼告訴學生，「胃部的環境這麼酸，就是為了消化食物將大分子變成小分子，而強酸的環境也會殺死細菌。」

「細菌無法在胃部存活的！」喃喃自語的沃倫醫師揉揉眼睛，再度將雙眼移到接目鏡，專注看著顯微鏡下的玻片，那隻彎彎曲曲的細菌再度浮現在他的眼前。

沃倫醫師連自己都不敢相信呈現在眼前的發現，當然是不敢聲張。他默默地回頭檢查過去病人的胃潰瘍檢體，並在超過二十位患者身上找到這隻細菌的蹤影。但是，由於病理科醫師不會在第一線接觸病患，沃倫醫師雖然在顯微鏡下確認有隻細菌藏於胃部，卻無法破解這隻細菌與胃潰瘍之間的關係。

好巧不巧，求知狂馬歇爾醫師[4]這時來到醫院實習。

馬歇爾是天生該來當醫師的那種人，在瀰漫著生老病死的醫院裡，並沒有讓馬歇爾醫師變得畏首畏尾、惶惶不安，反倒是催促著馬歇爾醫師努力追求知識，無論到哪一科實習，好奇寶寶馬歇爾醫師都只有同樣的感想，就是「我愛死了醫學」。

4 馬歇爾（Barry James Marshall, 30 September 1951）。

到神經外科實習，看到老師處理頭破血流的畫面時，馬歇爾醫師說：「這太帥了！我要當神經外科醫師！」

到血液科時，馬歇爾醫師堅持：「我要變成血液科專家！」

到腫瘤科後，馬歇爾醫師又發現癌症那令人著迷的多樣化，便發下豪語說：「我要來挑戰癌症！」

一九八一年，三十歲的馬歇爾醫師遇到了喜愛鑽研胃炎的病理學家沃倫醫師，兩人一拍即合。馬歇爾醫師見到沃倫醫師在胃部所發現的細菌後，大膽地推論讓人罹患胃潰瘍的兇手就是這隻「幽門螺旋桿菌」，於是興匆匆地投入研究，也補足了沃倫醫師較不足的臨床領域。

馬歇爾醫師負責訪問、記錄病人的臨床問題，他也用當時還算非常少見的電腦及網路，搜尋相關資訊。馬歇爾醫師與沃倫醫師共同研究幾年後，將結果發表在一九八四年的醫學期刊《柳葉刀》[5]上，論文中提到在一百個胃潰瘍患者的檢體裡，他們發現五十八位病人的檢體中帶有一種螺旋形狀、彎彎曲曲的格蘭氏陰性桿菌。這些患者的胃鏡檢查大概都呈現慢性胃炎、胃潰瘍或十二指腸潰瘍。他們認為幽門螺旋桿菌就是造成潰瘍的元兇。

論文剛問世時，廣大的醫學界皆抱持懷疑的眼光，甚至輕蔑地訕笑沃倫與馬歇爾醫師。

---

5 Marshall BJ, Warren JR, "Unidentified curved bacilli in the stomach of patients with gastritis and peptic ulceration", Lancet 1984 Jun 16; 1(8390): 1311-5.

縱使處在相當不利的輿論氛圍，馬歇爾醫師卻很堅持，他說：「每個人都反對我，可是我知道我是對的。」

當然沃倫和馬歇爾醫師都知道，要改變醫學界沿襲許久的觀念，單單只靠自己的信念是絕對不夠的，他們得拿出更強的證據。

為了說服眾人，他們得證明幽門螺旋桿菌符合「**柯霍法則**」。

「柯霍法則」是在十九世紀末由微生物學家所提出來的，目的就是要建立疾病與微生物的因果關係。根據柯霍法則，兩位醫師不只要從反向說明「罹患胃潰瘍病人的胃部存在有幽門螺旋桿菌」，還必須從順向證實「感染這隻幽門螺旋桿菌後，細菌會在胃部生存，並讓人罹患了胃潰瘍。」

馬歇爾醫師先嘗試讓小豬感染幽門螺旋桿菌，可惜反覆實驗都無法成功。到了這步田地，

什麼是「柯霍法則」（Koch's rules）？

1. 病人的罹病部位可以找到病原體，但健康個體的同樣部位不會找到病原體。
2. 病原體可以被分離，於培養基裡培養、記錄特徵。
3. 病原體接種到健康個體中時，可以產生與病株相同的病徵。
4. 再用同樣方法分離出病原時，病原的特徵與從原本病株分離出來的病原是完全相同的。

可說是四面楚歌，最後馬歇爾醫師決心賭上自己。

馬歇爾醫師先接受了一次胃鏡檢查，證明自己原本是健康、沒有胃潰瘍的人。接著，馬歇爾醫師喝下一整個培養皿的幽門螺旋桿菌！

馬歇爾醫師預期自己應該會在幾個月，甚至一年後開始出現胃潰瘍。沒想到，幽門螺旋桿菌的威力驚人，在短短三天後，馬歇爾醫師開始出現輕微噁心的感覺，更誇張的是，他那身為護士的母親對他說：「兒子啊，你的口臭怎麼變得這麼嚴重？」當然，馬歇爾醫師僅在母親面前聳了聳肩，沒有吐露自己勇敢地喝下了一堆幽門螺旋桿菌，但他曉得那曾經穿過喉嚨、流進胃部的細菌已經開始發威。

在喝下細菌原汁的第五到第八天時，馬歇爾醫師經常嘔吐，不過吐的東西裡沒含什麼胃酸。到了第八天，馬歇爾醫師愈來愈不舒服，他決定再做一次胃鏡。結果胃鏡一探下去可不得了，裡頭是很大片、非常嚴重的胃炎啊！

醫院裡其他等著看好戲的人這才驚覺，原來喝下細菌原汁能讓一個健康的胃在短短八天內，就被搞得面目全非。透過胃鏡，馬歇爾醫師接受了切片檢查，並於取下的胃部組織裡培養出幽門螺旋桿菌。

馬歇爾醫師一直忍到喝下細菌原汁的第十四天，再接受一次胃鏡檢查，結果依然是急性胃炎。取得證據之後，馬歇爾醫師才開始服用抗生素，成功治癒了自己的胃炎。

這段自體實驗的故事，完全符合柯霍法則，證明感染幽門螺旋桿菌後，細菌會在胃部生存，並讓人罹患胃炎。馬歇爾醫師將此結果寫成論文刊載於一九八五年的《澳洲醫學期刊》，爾後成為該期刊裡最常被引用、最熱門的文章[6]。至此，沒有科學家再提出對於幽門螺旋桿菌的質疑，馬歇爾醫師接近毀滅性的自體實驗終於讓眾人明確看到胃潰瘍與幽門螺旋桿菌之間的連結，也讓更多科學家得以據此尋找有效的治療策略。

二十年後，馬歇爾醫師和沃倫醫師共同獲得二〇〇五年諾貝爾生理醫學獎，以表彰兩位「發現幽門螺旋桿菌並證明它們在胃炎與胃潰瘍中所扮演的角色」。喝下細菌純汁的熱血青年，真不是蓋的！

幽門螺旋桿菌

前文我們提到「沒有酸，就不會有潰瘍」，在幽門螺旋桿菌的概念席捲醫界後，有人說，這個定律或許要改成「沒有幽門螺旋桿菌，就不會有潰瘍」。

幽門螺旋桿菌主要透過口對口傳染或糞口傳染，跟環境衛生大有關係。世界上大約有一半的人口曾受過幽門螺旋桿菌感染，尤其開發中國家的感染情形比已開發國家的感染情形更為嚴重。

---

6 Marshall BJ, "Armstrong JA, McGechie DB, Glancy RJ, Attempt to fulfil Koch's postulates for pyloric Campylobacter", Med J Aust. 1985 Apr 15; 142(8): 436-9.

感染幽門螺旋桿菌的群眾裡，大約有一、兩成的人會進展到消化性潰瘍。一旦幽門螺旋桿菌進到胃裡，可以藉由超強的運動能力穿透胃部保護性黏液層，並附著在胃的上皮細胞。幽門螺旋桿菌還帶有另一個祕密武器——尿素酶，能在細菌的周遭形成保護層，抵抗胃酸的襲擊。

當幽門螺旋桿菌於胃上皮細胞定居下來後，就像蛀蟲慢慢腐蝕掉木頭一般，造成胃黏膜的慢性發炎，可能使胃泌素的分泌失靈，導致胃酸過多，或是造成胃酸分泌下降，打亂胃部原本健全的生理狀況。

那要如何知道自己身上有沒有藏著幽門螺旋桿菌呢？如果患者有胃炎或是胃潰瘍的狀況，那醫師於胃鏡檢查的同時，會夾取胃黏膜組織做染色或細菌培養，找尋幽門螺旋桿菌的蹤跡。若有需要，還能夠作藥物敏感測試，看看哪一種抗生素可以殺死患者體內的幽門螺旋桿菌。

除了胃鏡和組織切片等侵入性檢查之外，我們也能透過非侵入性檢查方式檢測幽門螺旋桿菌，而提出這個方法的人正是幽門螺旋桿菌的發現者沃倫。

這個檢測方式是利用幽門螺旋桿菌具有尿素酶的特性，由於幽門螺旋桿菌是人體內唯一會大量水解尿素的細菌，是故當患者吞下含有碳十四同位素的尿素後，會被幽門螺旋桿菌分解成阿摩尼亞及具有碳十四的二氧化碳，於是藉著定量受試者呼出去二氧化碳中碳十四占有的比率，就能知道受試者胃部是否藏著幽門螺旋桿菌。

這種方法叫做**「碳十四尿素呼吸測試」**，臨床上相當實用，能達到超過九成五的敏感度和特異度。順道一提，幽門螺旋桿菌代謝產生的阿摩尼亞也是造成口臭的原因之一。若發現自己或伴侶有口臭，可能要做進一步的檢查，單靠口香糖是無法解決的。

另外，抽血檢驗抗幽門螺旋桿菌的免疫球蛋白（IgG）、採樣患者的口水或糞便做基因偵測，也可以診斷幽門螺旋桿菌。

因為幽門螺旋桿菌與胃炎、胃潰瘍、胃癌的密切關係，世界衛生組織亦將幽門螺旋桿菌列為致癌物。幸而幽門螺旋桿菌算是不難被消滅的一隻細菌，只要服用一、兩周的抗生素，就有八成到九成的患者能夠成功地根除幽門螺旋桿菌。用抗生素治療胃潰瘍已經是成功且有效的方法。

太酸、太辣會造成潰瘍？

讀到這裡，相信各位讀者已經很清楚幽門螺旋桿菌對胃部帶來的危害。不過，大家難免還是會好奇，飲食和消化性潰瘍之間的關係又是如何？咖啡、濃茶、太酸、太辣的食物會導致胃潰瘍嗎？

其實從實驗統計看來，飲食與消化性潰瘍的關聯性挺薄弱，不太會因為吃了這些食物就發生潰瘍。

以往的研究曾提過抽菸、喝酒會引發胃潰瘍，但是在幽門螺旋桿菌學說出現後，這種說法也受到一定程度的導正。

現在學者們的看法是，若一個人本身沒有感染幽門螺旋桿菌的話，那麼即使抽菸、喝酒也不一定可以引發消化性潰瘍；但是若已經受到幽門螺旋桿菌的感染，再繼續抽菸、喝酒的話，便會讓胃酸的分泌增加，胃部保護性黏液的分泌減少，絕對會使消化性潰瘍的發生機率上升。避免抽菸、喝酒確實能改善消化不良、噁心、嘔吐等不適。

食物不太會造成消化性潰瘍，但是藥物就可能引發潰瘍，被廣為使用的消炎止痛藥就是常見的原因。

我們曾說胃黏膜需要靠一層黏液保護，才能保護自己不受胃酸侵襲。但是呢，吃了非類固醇類消炎止痛藥[7]後，胃黏膜分泌黏液的功能就受到干擾，胃部自我保護的功能就會下降，胃潰瘍發生的機率就大為提高。更麻煩的是，許多年紀較大的患者為了緩解腰痠背痛，而頻繁且長期使用消炎止痛藥，在不知不覺中埋下了隱憂！

潰瘍的併發症

前文我們曾經提到病人罹患消化性潰瘍時會產生的症狀，接下來我們要進一步帶各位

---

7 非類固醇類消炎止痛藥，Non-Steroidal Anti-Inflammatory Drug (NSAID)。其中的「COX-1 抑制劑」較容易造成潰瘍。

看看，消化性潰瘍還會引起哪些嚴重的併發症？

最主要的三個併發症就是出血、穿孔和阻塞。

消化性潰瘍最常見，亦最容易致命的撒手鐧就是出血。消化性潰瘍侵蝕胃壁會造成傷口，傷口邊緣可能持續少量出血，讓患者解出黏黏糊糊黑色的糞便，有如鋪馬路的瀝青一般。

由於胃和十二指腸都是動脈血流豐沛的地方，一旦潰瘍的傷口侵蝕到血管，就會讓動脈破裂出血，這類大出血很兇險，時常一發不可收拾。年齡較大的患者或本身帶有其他重大內科疾病的患者，對消化性潰瘍造成的大出血幾乎毫無招架能力，致死率很高。

若是潰瘍的傷口越來越深，最後會吃穿胃壁或十二指腸。那原本存放在裡頭的高濃度消化液，諸如胃酸、腸液、胰液和膽汁等等就會隨著這個破洞流進腹腔。當然，我們吃下去的食物也會從破洞漏出去，就像把食物殘渣倒進肚子一般。

因為消化液會造成劇烈的疼痛，所以這些腸胃穿孔的病人通常能夠明確地指出，「我是在哪個時間點突然肚子大痛」。隨之而來的是嚴重腹膜炎、脫水、發燒、心搏過速，若沒有及時介入，將迅速進展到敗血症，而奪走性命。是以一旦證實有穿孔的狀況，外科醫師會安排緊急手術修補腸胃道破洞，並清洗腹腔裡的髒東西。

阻塞是另一項嚴重的併發症。無論是急性潰瘍，或是慢性反覆的發炎，都會在胃和十二指腸留下疤痕組織，疤痕組織可能會攣縮造成阻塞或讓胃壁失去彈性，進而破壞食糜流動的順暢性。若食糜卡在胃部無法順利往下推進，久而久之胃部會脹大、鬆弛，甚至失去收縮攪拌的功能。雖然說阻塞屬於較少見的後遺症，但萬一不幸遇到了也是非常棘手！

消化性潰瘍是可以治癒的疾病，只要儘早治療，就可以免掉這許多複雜且危險的併發症囉。

迎戰胃潰瘍

第一個用來治療胃炎和胃潰瘍的用藥，是由名叫「顛茄[8]」的植物萃取而來，這種藥物的藥理作用雖然弱，但與阿托品相同，可以抑制迷走神經的作用，被用於處理胃痙攣、消化性潰瘍、膽絞痛、輸尿管結石等引起的腹痛，算是一種還挺有用的藥物。可惜這種藥物的劑量較難拿捏，吃多了副作用不少，可能出現瞳孔放大造成視力模糊、心跳亦會撲通撲通地增強變快。

依現代生理學的眼光看來，迷走神經可以促進胃酸分泌，而「顛茄」能抑制迷走神經功能，自然就可以抑制胃酸分泌，對於改善消化性潰瘍確實有用。不過，有些外科醫師認為藥物的效力不夠，是以採取更積極的作法，透過手術直接截斷迷走神經，既可降低胃酸分泌，又能一勞永逸。

外科醫師將小狗的迷走神經截斷，證實可以有效降低胃酸分泌，因此採用手術來減酸

8　顛茄，Atropa belladonna。

治療潰瘍的方式曾經風行一時。大部分的手術會同時切除胃和切除迷走神經，差別只在於切多少胃和如何切除迷走神經。

隨著藥物的進步，能夠較有效地抑制胃酸，此外科學家還找到了潰瘍的禍首幽門螺旋桿菌，讓抗生素也成為治療潰瘍的要角，漸漸的外科手術不再是治療潰瘍的主流。

順道一提，雖然十九世紀時許多學者還不知道細菌學說，更不曉得幽門螺旋桿菌，但也出現過一個還挺有用的藥物。經過百年後醫師們才發現，原來這款藥物帶有殺菌的本質，可以殺死胃部的幽門螺旋桿菌，因此能夠治療大部分的消化性潰瘍。

當然，這些都是找到幽門螺旋桿菌時才回推的後話了，有很長的一段時間這樣的做法都只是經驗療法。

至於，優酪乳能不能提供殺死幽門螺旋桿菌的功效呢？嗯，很遺憾的，醫學界目前並沒有找到這樣的證據。接下來，讓我們看看醫學界是如何找到史上最有效的胃藥吧！

史上最強胃藥的發明

很多藥物的發明都是充滿意外的誤打誤撞。像是被研究生拿來作樂開趴的乙醚，後來成了有效地吸入性麻醉劑，讓外科手術不再是生人活宰的恐怖場景。而名聞遐邇的威而鋼，在一開始是計畫用來治療心肌梗塞的藥物，卻意外掀起狂潮，造福無數男性。這回我們要談到號稱「史上最強胃藥」的「氫離子幫浦阻斷劑」，也有著如此曲折的命運。

一九七〇年代是醫學界瘋狂研究病毒的時期，世界各國紛紛成立病毒研究中心，企圖找出讓人致癌的病毒及可以對抗病毒的藥物。其中有個實驗中藥物叫做「Timoprazole」，在臨床實驗的過程中，科學家意外發現，這個藥物抑制胃酸分泌的效果極好。

回顧一九七〇年代，世界上一直還沒有出現真正有用的制酸劑，所以這個藥物讓科學家們又驚又喜。深入研究後，科學家開始提出「氫離子幫浦」的概念，「氫離子幫浦」是細胞膜上的構造，可以像幫浦一樣把細胞內的氫離子運送到細胞外，構成是胃酸，只要能成功阻斷這個幫浦，就能抑制胃部製造胃酸。

科學家們不斷在這些已知結構上動手腳，修過來改過去，一方面想延長藥物的半衰期，以減少患者服藥的頻次；另一方面科學家想到，也要修改藥物結構，讓它可以更加穩定。所以啊，號稱史上最強胃藥「Omeprazole」（奧美拉唑）問世的時候，已經是一九七九年了，經過一連串人體試驗證明此藥有效且無害後，終於在一九八八年核准上市。很快地這個藥就變成醫師與患者都愛用的好藥，短短十年就成為史上賣得最好的藥物。

抑制氫離子幫浦可以減少胃部繼續分泌胃酸，讓潰瘍逐漸癒合；又因為胃酸減少，也可以緩解胃酸逆流到食道那種火燒心的症狀，對於治療胃食道逆流也非常有用；更棒的是，絕大部分使用「氫離子幫浦阻斷劑」的人都沒有什麼副作用。到了二〇〇四年，全世界已有超過八億人曾經使用過這類藥物。根據臺灣健保署的統計，每年在門診與住院使用「氫離子幫浦阻斷劑」的病人總數就有將近百萬人之多。

氫離子幫浦阻斷劑算是個安全又有效的用藥，且有口服和靜脈注射兩種不同的給藥方式，方便不同的患者使用。臨床上很少出現嚴重的副作用，只有少數病人因此藥產生便祕、拉肚子、脹氣、頭痛等症狀，但其實比率很低，所以氫離子幫浦阻斷劑問世後旋即成了醫師處理消化性潰瘍、胃食道逆流的首選用藥。

何時需要「氫離子幫浦阻斷劑」？

如果你有下列的情況，醫師很可能會幫你開上這個抑制氫離子幫浦的藥物：

- 你現在正罹患胃潰瘍或十二指腸潰瘍。
- 你現在有火燒心、不時嘔酸的症狀，胃鏡檢查時看到了胃食道逆流和食道發炎。
- 醫師在你的胃部找到了幽門螺旋桿菌，在殺菌過程中除了使用抗生素，還要加上這個「氫離子幫浦阻斷劑」。
- 當你接受重大手術或患有重大疾病時，會讓身體承受著極大的壓力，這時可能會出現胃十二指腸潰瘍，因此有時醫師會建議使用「氫離子幫浦阻斷劑」以減少消化性潰瘍的發生率。
- 你持續使用非類固醇抗發炎藥物時，醫師可能會建議預防性使用「氫離子幫浦阻斷劑」以減少消化性潰瘍的發生率。
- 你有其他需要減少胃酸分泌的狀況。

不過，這裡還是要提醒大家，**「氫離子幫浦阻斷劑」雖然很有效，但也只有在需要的時候才可以服用，絕不能拿來當作日常保健**。畢竟胃部的生理功能就是分泌胃酸，維持正常的胃酸分泌，才能讓胃酸繼續為人體殺死外來細菌、溶解鈣質，還有增加維生素B_{12}的吸收。長期阻斷胃酸分泌會使肺部感染和腸胃道感染的機會增加；也有人說會讓骨質疏鬆和骨折的機率變大；甚至可能會因維生素B_{12}缺乏，造成後續貧血的問題。

另外有個可能的狀況是，服用「氫離子幫浦阻斷劑」一段時間後，病人症狀緩解，想要停藥，卻會發現胃酸的分泌從谷底反彈，一停藥就分泌很多胃酸，相當傷腦筋。

當然，我們還是要囉嗦一下，如果你正在使用抗凝血劑、抗癲癇用藥（phenytoin），或需要使用強心劑（digoxin）等藥物，可能會與氫離子幫浦阻斷劑產生藥物交互作用，務必與醫師溝通清楚自己的服藥狀況喔。

目前的治療

各位讀者看到這裡，大概已經有較完整的概念：消化性潰瘍就是胃或十二指腸內部有了個傷口，而造成傷口的主要兇手是一隻叫做幽門螺旋桿菌的細菌，大約九成以上的患者是由這隻細菌所引起。當然啦，吃非類固醇類的止痛藥或壓力過大也會導致消化性潰瘍的產生。

如果腸胃道持續不舒服，醫師通常會建議用胃鏡檢查食道、胃部及十二指腸。若有潰瘍，醫師會做切片及細菌培養，只要找到幽門螺旋桿菌的話，就會進行抗生素治療。一般而言醫師會選用兩種能殺死幽門螺旋桿菌的抗生素，搭配最能有效制酸的氫離子幫浦阻斷劑，也就是共三種藥物，請病人連續服用個一、兩周，大約在四到六周後會再做一次胃鏡或呼氣試驗，檢查是否已經將幽門螺旋桿菌全數清除。

若胃鏡下找不到幽門螺旋桿菌的證據，醫師會選擇利用口服氫離子幫浦阻斷劑這類的制酸藥物減緩消化性潰瘍帶來的不適。但是我們必須釐清自身罹患消化性潰瘍的原因，是吃太多止痛藥，壓力太大，還是飲食作息不正常，並試圖改變，才有辦法遠離消化性潰瘍。

以管窺天的胃鏡檢查

談了這麼多關於胃的故事，我們不難發現胃鏡是如此的舉足輕重，無論診斷、治療都少不了它。但是聽到醫師建議做胃鏡時，多數人都會倒吸一口氣，嚇得直打哆嗦。

偶爾還是有人會問，為何沒有「進步一點」的檢查能夠看出胃部的毛病？難道非要忍受如此令人不適的侵入性檢查嗎？

其實，胃鏡絕非「落後」的檢查，相反的這可是經過無數心血才打造出來的好工具啊！

內視鏡的發想與實現

最早提出內視鏡這個構想的波契尼醫師[9]是個夢想家。

在十九世紀初，人類尚未掌握麻醉及止痛的技巧，外科醫師只能處理身體外部肉眼可見的問題，但波契尼已經發想，希望可以探查體內的空腔。

9　波契尼（Philipp Bozzini，1773 -1809）。在 1806 年製作出史上第一個內視鏡，使用燭光作為人造光源，並稱之為光導器（Lichtleiter , light conductor）。

什麼是體內空腔呢?肝臟、胰臟、腎臟等器官屬於實質臟器，它們裡頭的孔道相當細小。胃腸道就屬於中空臟器，為了容納並消化食物，當然得要有寬廣的空腔，從食道開始，經過胃、小腸、大腸、直腸到肛門，構成一條設計巧妙、各司其職的單行道。

除了肛門、口腔之外，人體對外的通道還有耳道、尿道、陰道等，波契尼的構想就是經由這些天然開口，將檢查工具伸入人體去一探究竟。

這是非常實際的構想，畢竟，想要診斷問題所在單靠間接的病徵推論是絕對不夠的，醫師當然希望可以一目了然、眼見為憑。但是這樣的期待經過了近二百年才終於被完美地實現。

剛開始，波契尼設計出一個大約三十五公分高，裝有蠟燭和凹面鏡，形狀有點像煙囪，一側裝有導管的工具，想要利用這個「光導體」觀察人體內的空腔。現代的讀者可能會感到很疑惑這樣的工具，又大又粗，該如何伸進人體呢?是的，這款內視鏡的始祖頂多只能拿來看看口腔，再深一點的體腔就無能為力(圖4)。

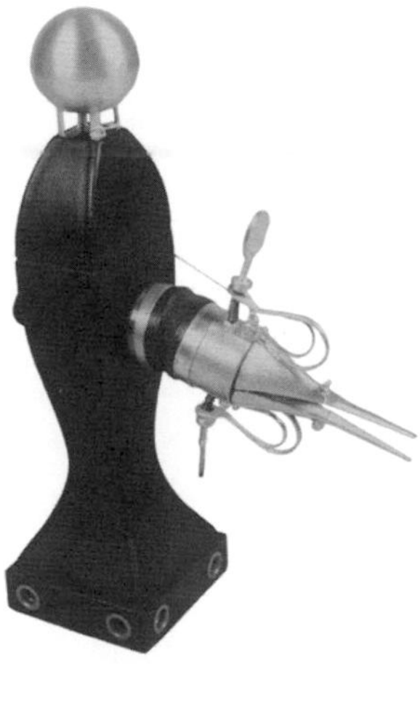

圖4：波契尼的內視鏡原型。
圖片來源：www.medscape.com

經過一百多年的演進，電燈問世提供了穩定的光源，逐漸進步的影像技術也提升了內視鏡的鏡頭。不過在早期內視鏡最常被運用於膀胱鏡檢，因為尿道較短，硬式內視鏡較容易通過。

雖然早在一八八一年就有醫師在人體進行胃鏡檢查，不過畫面令人難以想像。他使用直徑一．四公分，長度六十五公分的硬式內視鏡，檢查過程大概和吞劍沒有兩樣（圖5）。

二十世紀中葉，軟式內視鏡越來越進步，可彎曲度增加，直徑也減少到一公分。到了一九六〇年代，內視鏡檢查廣泛運用於消化道檢查，成為不可或缺的工具。

我們這裡所說的胃鏡，正確全名是「上消化道內視鏡檢查」，就是藉著內視鏡完整檢查食道、胃部和十二指腸的內部。

或許有人會問，難道不能照X光、或做電腦斷層就好？一定要做這種侵入性的檢查嗎？是的，因為有很多發生在腸胃道黏膜表層的毛病都是X光或電腦斷層無法察覺的，胃鏡檢查是唯一的方法，既可診斷、切片甚至還可以進行治療。

病人於接受胃鏡之前，醫師可能會在病人口中噴一點局部麻醉藥，以降低噁心作嘔的感覺。接著，醫師會請患者左側躺，並在嘴裡放入咬合器讓胃鏡可以順利通過。

胃鏡穿過喉嚨進到食道這個步驟大概是最辛苦的部分，即使是彪形大漢都可能被弄出眼淚。過了喉嚨這一關就會平順很多，醫師沿著腸胃道的走向，一邊推入胃鏡一邊檢視。軟式胃鏡可以左右轉動，方便檢查整個上消化道。做胃鏡的過程中，醫師會灌入適量的空氣，撐起空間，才能一探究竟。當然，如果患者的胃腸道裡充滿食物，鏡頭會淹沒在食糜和消化液組成的茫茫大海裡，因此，通常會建議患者空腹八個小時以後再做胃鏡。

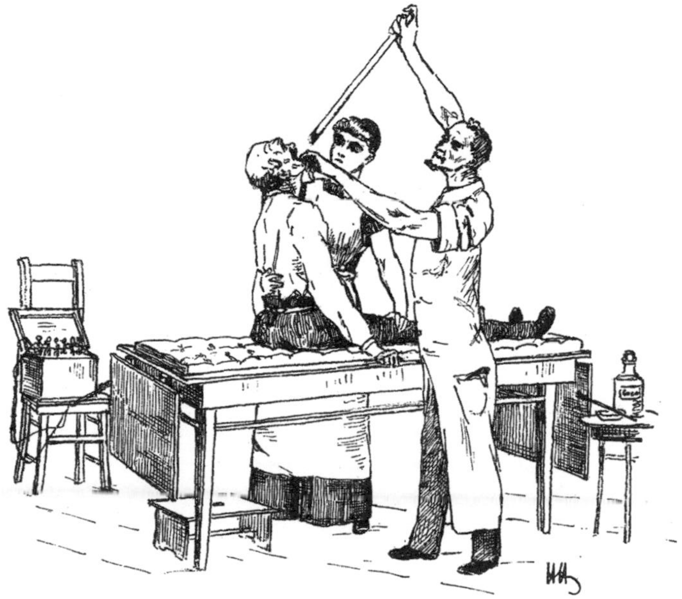

圖 5：19 世紀末醫師執行胃鏡的樣貌。

圖片來源：'Ueber die Technik der Oesophagoskopie', Wiener klin. Wochenschrift（Nr. 6 und 7, 1896）。

檢查過程中如果發現異常的病灶，醫師會經由胃鏡夾取幾片組織送病理檢查或其他的檢測。除了確定診斷之外，胃鏡亦能做息肉切除，或進行止血，功能相當多元。

你可能會很好奇，醫師需要花費多少時間才能檢查完食道、胃部和十二指腸呢？檢查時間的長短，與患者狀況及病情複雜度有關，短則十來分鐘，長則數十分鐘都有可能，不過以十到二十分鐘的檢查時間最為常見。做完胃鏡後患者的喉嚨還會有麻木的感覺，過一陣子才會漸漸退去。

那做胃鏡有沒有危險性呢？答案是肯定的。雖然硬體方面已有長足的進步，但是依然有機會造成食道或胃部的撕裂傷、出血，甚至有穿孔的可能。縱使存在些許風險，不過胃鏡在臨床上的價值很高，帶給患者的助益更是無可取代。

何時該做胃鏡呢？

什麼時候醫師會建議患者做胃鏡呢？讓我們為大家稍作整理：

◎解瀝青色大便
◎嘔血或便血
◎吞嚥困難、吞嚥疼痛
◎感覺食物常常被卡在胸部

◎食物經常逆流到食道或口中
◎胸口灼熱、火燒心的症狀
◎容易腹脹，好像裝不了太多東西
◎慢性貧血的患者，有可能是腸胃道出血
◎上腹疼痛不適
◎無法解釋的體重減輕
◎無法停止的噁心嘔吐
◎肝硬化的患者，醫師擔心其食道靜脈曲張會引發大出血時
◎具有胃癌家族史

如果患者自述有這些狀況，便可能有胃炎、胃食道逆流、消化性潰瘍，或胃腸道出血等問題，因此需要用胃鏡做進一步的確認。

但是，這並不代表沒有症狀，就可免掉胃鏡檢查喔。因為胃癌初期時很可能是完全沒有症狀的，而亞洲人罹患胃癌的機會又比其他民族還要高，諸如日本、韓國、和臺灣都有較高的發生率。在日本，四十歲以上的人民每年會接受定期胃鏡檢查，因此發現早期胃癌的機會就比較高，目前日本「早期胃癌」的比率占了所有胃癌病人的七到八成。能夠早期發現、早期治療，患者的存活率自然會顯著提升。也因為這樣，我們要提醒有胃癌或其他

家族腫瘤病史的人，除了要避免抽菸、酗酒，更應該要考慮定期做胃鏡檢查，才能防範於未然。

胃癌

我們常說的「胃癌」其實是「胃腺癌」的簡稱，因為超過九成五發生於胃部的惡性腫瘤種類屬於腺癌，以下我們就繼續用「胃癌」這個通用說法來解釋胃腺癌。

在一九八〇年代，胃癌是全世界最盛行的癌症之一。但是，在發現幽門螺旋桿菌的這三十多年裡，醫學上能以抗生素根除幽門螺旋桿菌，減少許多消化性潰瘍的病例，也讓胃癌在全世界各個族群中的發生率都呈現下降的趨勢，不僅如此，患者死於胃癌的機率也低於以往。

不過，大家仍要特別注意，因為亞洲人容易罹患胃癌，臺灣、日本、韓國都有較高的胃癌罹患率。在臺灣，目前胃癌占所有癌症發生率的第五位。

胃癌平均發病年齡在五十至七十歲，通常都是無聲無息地到來。胃癌初期沒有任何特異性的症狀，且多數症狀都不明顯，可能只是腹脹、胃灼熱感、消化不良，或腸胃不適，極易被忽略掉。有時候患者會抱怨食慾不振，愈來愈沒有胃口，但常被認為是與年紀漸長有關，而置之不理。直到患者出現噁心、持續嘔吐、解黑便或是吐血等比較激烈的症狀時，往往已是疾病的晚期，甚至多處轉移，因此相較於其他的癌症，胃癌的存活率算是低的。

所以，若你或親人有些持續過久的腸胃道不適，應該要請教腸胃科醫師，作進一步檢查。

胃部手術的先驅：畢爾羅素醫師

對於胃癌，手術切除是非常重要的治療方式，所以一定要認識這位腹部手術的祖師爺，畢爾羅素[10]醫師。

小時候的畢爾羅素說話很慢，對語言及數學都不在行，大概只有音樂這個項目才能吸引小畢爾羅素的心靈。當父親在小畢爾羅素五歲時過世之後，艱困的生活讓小畢爾羅素嘗過不少苦頭。這段時間裡，小畢爾羅素發現身為醫師的叔父似乎生活地很有尊嚴，不但有穩定收入，對世人亦很有幫助。即便小畢爾羅素對音樂情有獨鍾，然而為了生活、為了尊嚴、為了母親，小畢爾羅素決定成為醫師，而不是當個音樂家。

畢爾羅素通過醫師考試之後，先到眼科診所工作，爾後轉往外科。畢爾羅素醫師不但精於外科手術，亦對解剖病理學有諸多貢獻。

十九世紀中葉，麻醉浪潮迅速席捲全球，替外科灌注了強大的能量，人類沉寂千年的慾望大爆發，外科醫師紛紛揮刀挺進人體的深處，試圖以精湛的刀法與死神一決勝負。畢爾羅素醫師站在這股大浪的前頭，於維也納大學醫院綻放光芒，從一八六七至一八九四年，

10 畢爾羅素（Christian Albert Theodor Billroth, 26 April 1829 - 6 Febrary 1894）。

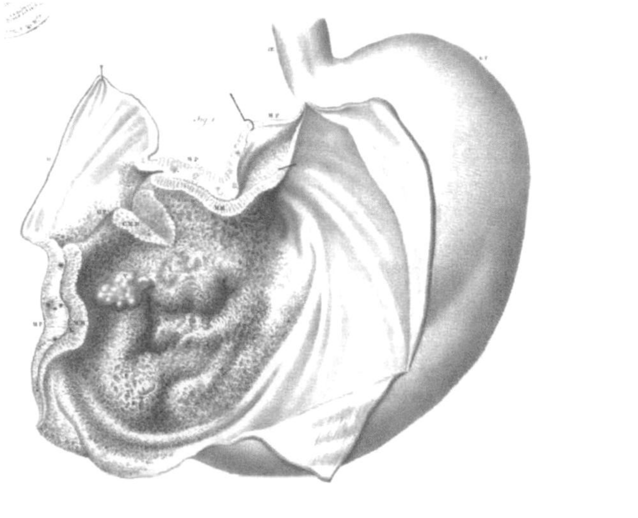

圖 6：胃癌的解剖圖，出版於西元 1843 年。
出處：Jean Cruveilhier, Anatomie pathologique du corps humain (V. Batelli, 1843)

近三十年間，創下了許多「首例」的腹內手術。

一八七二年，畢爾羅素醫師是第一個切除部分食道，並將剩下的食道接合的醫師。隔年，畢爾羅素醫師又完成第一個喉部全切除手術。甚至，畢爾羅素醫師也是頭一位完成直腸癌切除手術的醫師。這一切都有賴於畢爾羅素醫師對解剖學的無比熟稔，和藝術家般的巧手及巧思。

迅速累積各種手術經歷的畢爾羅素醫師以腹內手術名聞遐邇，可是，胃部手術似乎是設置了某種天然障礙，讓畢爾羅素醫師無法突破。當時胃出血、胃潰瘍、或胃癌的病人很多，畢爾羅素醫師知道，他需要做的，是將病人部分的胃切掉，再將腸胃道接合。他在幾位患者身上施行胃切除手術，病人死亡率卻高達百分之百。

為此感到難過的不只患者、家屬，亦不只有畢爾羅素醫師，維也納所有的人都對畢爾羅素醫師懷有高度期待，希望醫師能早日發展出解決胃部疾病的做法，偏偏畢爾羅素醫師

你有胃癌「危險因子」嗎？

現在我們已經知道有些危險因子特別容易導致胃癌的發生，為大家整理如下：

◎ 飲食方面

- 長期食用醃製、煙燻等亞硝酸鹽含量較高的製品。
- 攝取高鹽分的醬菜、鹹魚。
- 油脂類和蛋白質類食物攝取過量。

◎ 環境方面

- 亞洲人罹患胃癌的機會比其他民族高。
- 生活在食物保存方法不佳、缺乏冰箱的地區的人民罹患胃癌機率較高。
- 抽菸會使罹患胃癌的機會上升。

◎ 個人方面

- 人的一生中，男性罹患胃癌的機率大約是女性的兩倍，就年齡而言過了六十五歲以後比較容易罹患胃癌。
- 胃幽門螺旋桿菌會造成胃潰瘍，也會提高罹患胃癌的機會，是非常確定的致病因子。
- 過去曾經接受過胃部開刀，或曾有胃發炎的問題，都會導致胃癌機率上升。

卻交出了「手術死亡率百分百」的成績。也因如此，當畢爾羅素醫師走在維也納街頭時，憤怒的民眾會朝他丟石頭，一丟、再丟，讓畢爾羅素醫師差點死在街上。

到了一八八一年，有位四十三歲、擁有八個孩子的絕望母親前來尋求畢爾羅素醫師的幫助。這名媽媽的胃部出了毛病，腸胃道被塞住，連最清淡的優格都無法消化，整個人已經變得瘦骨嶙峋。畢爾羅素醫師知道，他需要冒著被民眾圍毆的危險，為這名婦人再度挑戰胃切除手術。

畢爾羅素醫師先徹底消毒，然後於這位母親的肚臍上方劃出切口，再進到肚子內部，將帶有腫瘤的胃部切除，並將十二指腸與剩餘的胃部縫合。由於畢爾羅素醫師曾多次在小狗身上試驗這樣的做法，所以這次手術並沒花費太多時間，僅僅一個半小時就結束了，這位母親在三個星期後順利回家，與八名子女共同生活。

是的，手術成功，患者存活了！

畢爾羅素醫師終於完成第一例病患存活的胃切除手術，也代表著劃時代的意義：胃潰瘍、胃穿孔、胃癌的病人終於不再坐以待斃，而有了「手術切除」這個新選項！這個消息不僅在維也納造成大轟動，對當時歐洲的醫界也是最大的新聞之一。從英國、德國、美國、加拿大等地到維也納參訪的學者絡繹不絕，大家都想進畢爾羅素醫師的開刀房一探究竟，學習新的救人法寶。

為了紀念畢爾羅素醫師，胃切除的術式便以他來命名，「第一型畢爾羅素手術」就是

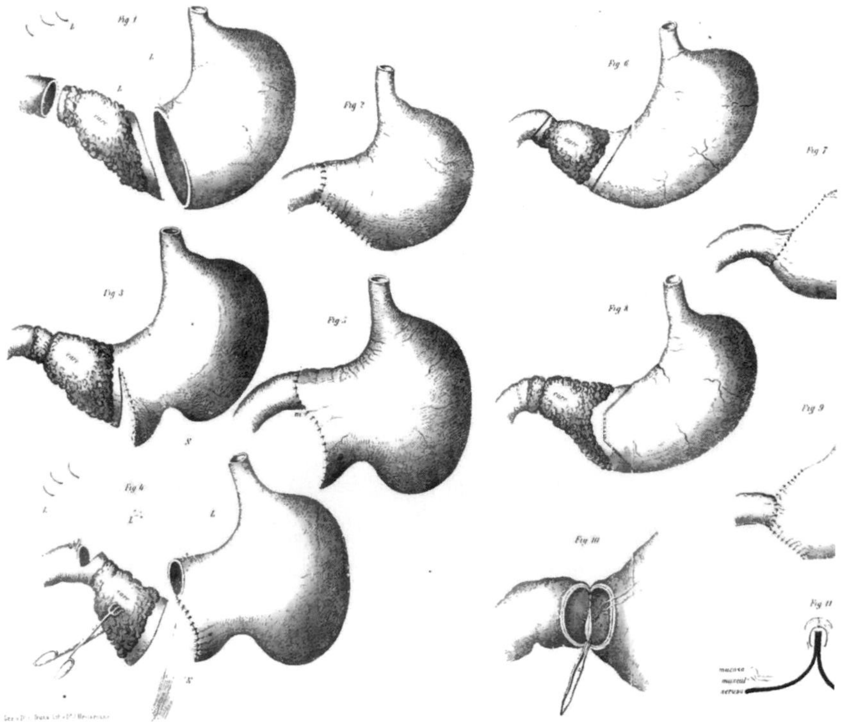

圖 7：畢爾羅素醫師所發展出來的胃切除及吻合手術。
出處：Theodor Billroth, Clinical surgery (New Sydenham Society, 1881).

前文裡畢爾羅素醫師替那位母親所做的手術。四年後，畢爾羅素醫師又發展出不同的手術方式，被稱為「第二型畢爾羅素手術」。直到今天，這些術式都仍是經常使用的做法，在全世界拯救無數病患（圖7）。

熱愛音樂的小畢爾羅素在長大後成了一位留名青史的外科大師，雖然沒能成為音樂家，但他的一生都浸淫在音樂裡。他那位於維也納的宅邸，時常傳出悠揚的琴聲，簡直是個小型音樂演藝中心。

畢爾羅素醫師與作曲家布拉姆斯[11]私交甚篤，據說布拉姆斯經常將新完成的作品交由畢爾羅素醫師審視，爾後才會公開發表。甚至，布拉姆斯亦曾寫曲子向畢爾羅素醫師致敬。

在音樂上，畢爾羅素醫師還有個特殊的創舉，他是嘗試用科學方法分析音樂的第一人，只可惜畢爾羅素醫師後來因為嚴重肺部感染而過世，沒有實現分析音樂的構想。那位曾在街頭被人丟石頭差點丟掉性命的畢爾羅素醫師挺了過來，也在醫學與藝術上達到了不起的成就，下葬時享有幾乎是王子般的榮耀，全維也納的人同聲哀悼。

胃癌該怎麼處理？

要診斷胃癌，醫師可能需要幫病人做抽血、照X光、電腦斷層和做胃鏡檢查。從前面

11 約翰尼斯．布拉姆斯（Johannes Brahms，7 May 1833 - 3 April 1897），德國作曲家。

的介紹我們可以知道，胃鏡的檢查尤其重要，能讓醫師檢視胃的內部，必要時候還可以拿取組織切片做病理檢測。如果你具有多項罹患胃癌的危險因子，並且是四十歲以上的中年人，建議你，**縱使沒有症狀，最好還是能定期接受胃鏡檢查，才能達到早期診斷早期治療的目的**。

若是確定罹患胃癌時，通常會如何處理呢？

首先，醫師會先評估患者的胃癌屬於早期或晚期。對於早期胃癌會建議手術治療，切除部分或全部的胃、淋巴結廓清。採用的術式會因每個人的病情而異，由胃癌的狀況來決定切除的範圍。

胃癌很容易在胃內層擴散，所以實際上胃癌的範圍可能會比肉眼所看到的還要廣，因此外科醫師通常會切除較大的區塊，才能盡量降低術後原處復發的機率。從畢爾羅素醫師成功施行切胃手術這一百多年來，開刀都是治療胃癌最基本的手段，也是唯一可以治癒胃癌的方式。近年來，微創手術被廣泛使用，也常應用於胃癌的切除。

胃癌手術除了切除胃部以外，醫師還同時進行淋巴結廓清。這些檢體會交由病理科醫師判定是否有轉移的現象。如此一來才能對疾病作完整的分期，並決定後續需要追加的治療，諸如化學治療或放射線治療，以期獲得最佳的效果。

若是發現胃癌時已屬於疾病的晚期，或是有遠處轉移，那無論是開刀、化學治療和放射線治療的效果都相當有限，在治療的決策上就有不同的考量，可能需要進行繞道手術，讓患者可以進食，或是切除病灶控制出血，這些都需要患者、家屬與醫師共同參與，充分討論後才能取得共識並擬定不同的治療策略。

畢竟治癒並非醫學唯一的目標，更多的時候醫學所努力的該是讓患者的生活與生命擁有更好的品質。

PART 2／小腸

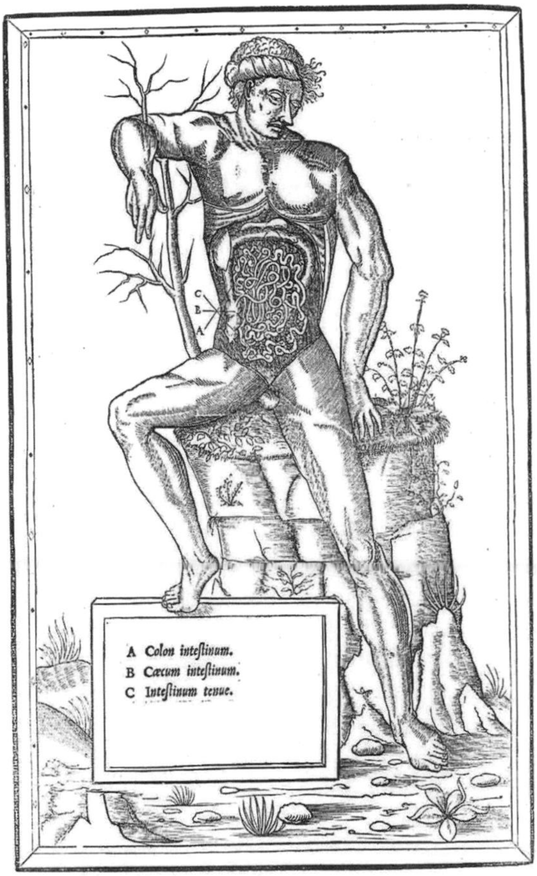

圖 8：腹腔裡的解剖構造，出版於西元 1545 年。

出處： Charles Estienne, Julián de la Villa y Sanz, De dissection partium corporis humani libri tres (Parisiis, Apud S. Colinaeum 1545).

圖片來源：U.S. National Library of Medicine

吃吃喝喝的旅程

每個人小腸的總長度差異很大，當肌肉完全放鬆時，腸子的總長度可能達到六、七公尺。換言之，食物被我們吃下肚後，可是得經過相當漫長的旅程。要獲取食物內的營養，並不如想像中簡單，也難怪需這麼長的消化道，才有辦法處理完畢。

我們所說的小腸只是個統稱，其中包括了十二指腸、空腸和迴腸，雖然長相雷同，不過都是各司其職，而且樣樣都不簡單。

前端與胃連接的十二指腸長度接近二十五公分，沿著胰臟的頭部繞成一個C型，大約就是十二隻手指頭並排在一塊兒的寬度，因此將其命名為十二指腸。

十二指腸算得上消化分解的重鎮，胰液、膽汁和胃液都會一同加入，透過大量的消化酵素，將食物中的大分子切割成較小的分子。

後端的空腸會繼續分泌消化酵素及黏液，繼續將蛋白質降解成胺基酸和肽類，將脂質降解成脂肪酸和甘油，並把某些碳水化合物變成單醣。當食物變成小分子之後，就能經由擴散或其他方式進入小腸絨毛中，再由血液送往全身。

迴腸會繼續吸收食物養分，還會吸收像維他命B_{12}和膽鹽等特殊營養物質，剩餘的部分，就會進入大腸。

吃吃喝喝看似平凡無奇，不過消化食物可是一段複雜忙碌且充滿化學變化的旅程。

消化重地——十二指腸

在消化道裡頭，解剖構造最複雜的非十二指腸莫屬，因為這處消化重地，需要匯集胰液、膽汁等消化液。為了讓消化液發揮最大的效用，便得調控消化液出現的時機，那十二指腸該要如何調控由胰臟分泌的胰液和肝臟分泌的膽汁呢？

答案就在「奧迪氏括約肌」。這個「奧迪」與德國車廠 Audi 無關，而是為了紀念義大利學者奧迪（Ruggero Oddi）[12]（圖9）所做出的貢獻。

有「現代解剖學之父」美名的維薩里（圖10）早在十六世紀時，就曾經描述過膽囊及總膽管的路徑，及位在十二指腸的開口；維薩里說，「這條路會斜斜地往下注入十二指腸」，並說「在這個交界處有兩層膜，讓膽汁能夠進入十二指腸，而腸胃道裡的食物不會從這個洞上去」。維薩里還曾做過一個實驗來證明這是類似單行道的構造，他將細小的管子伸進這個開口，膽汁便會源源不絕地流下來。

所以，早在十六世紀，完成大量解剖的維薩里便已經發現這個精緻巧妙的設計，能讓

12 奧迪（Ruggero Oddi，June 20, 1864 - March 22, 1916）。

膽汁流入十二指腸幫助消化，卻不會讓食糜逆流至膽道系統。若是少掉這樣的機制，膽汁就無法適時地注入消化道，而消化道內的食物也會逆流而上，造成阻塞和感染。

晚了維薩里約一百年的葛利森[13]，專注於肝臟結構的研究，也擴展了人類對這個開口的認識。葛利森並沒有認同維薩里所描述「兩層薄膜」的說法，他發現膽道位在十二指腸的開口處有著像指環一般的肌肉群，這是種括約肌裝置。

不過，這些說法都屬於解剖學上的敘述，人們依然不甚明瞭牽涉期間的生理機轉。大

13 葛利森（Francis Glisson，1597-1677）。

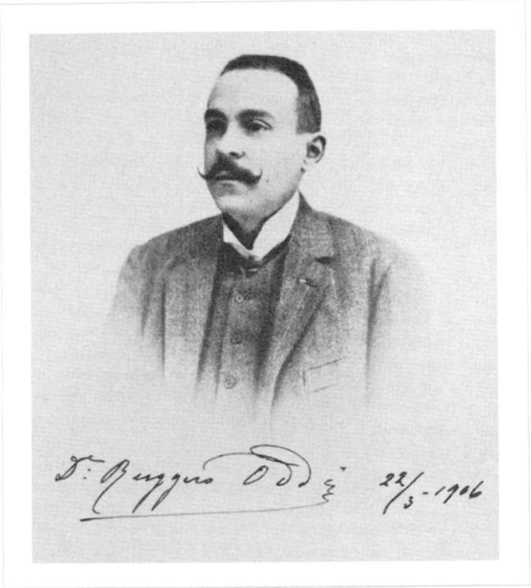

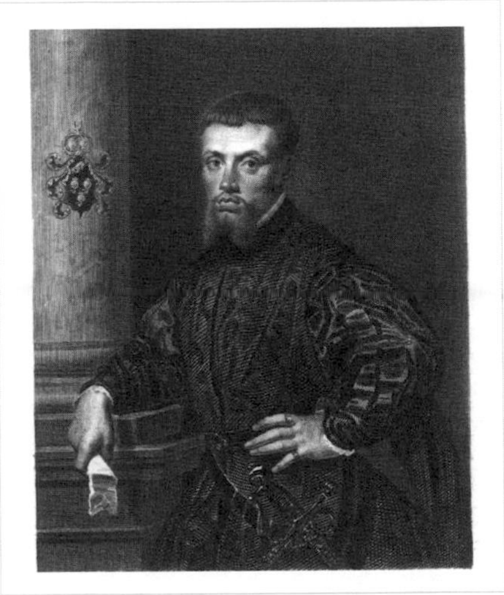

圖 9，上：奧迪醫師肖像，1900 年。
圖 10，下：維薩里醫師肖像，1540 年版畫。
圖片來源：Wikimedia Commons

部分的醫師並不在意十二指腸內這個小開口的重要性，醫學課堂上也多是忽略不提。

又過了兩百年，解剖生理學家奧迪才讓人們理解這群括約肌的厲害之處。

燦爛的醫界明星——奧迪

奧迪出身於義大利中產階級，是家中五個孩子中最小的一位。奧迪很早就展現出過人的才華，學業表現相當優秀。還在當醫學生的時候奧迪已經解剖過馬、狗、綿羊等各種哺乳類動物，也曾研究人體的解剖。在指導教授的協助下，年僅十九歲的奧迪就同時以法文與義大利文發表他在解剖學上的新發現。

奧迪寫論文的口氣相當大膽，他說：「至今沒有人曾清楚地描述過由膽道系統進入腸道的這個部分，在此我來做個說明。」還說，「有些動物具有膽囊，有些動物沒有膽囊，但無論如何，我們可以看到膽汁能夠抵抗重力，不會一路往下流，而會停留在膽道系統裡。其中的調控機制就出在膽道的末端有一圈括約肌，這圈括約肌平時處於收縮的狀態，不讓膽汁通過。」

這種說法在今日顯得稀鬆平常，但是在十九世紀可不得了。那時候大家見到有人不舒服而嘔吐時，吐出來的東西常帶有黃黃綠綠的顏色，就直覺地認為膽汁會流入胃部，所以才會在嘔吐物中看到膽汁。但奧迪很明確地告訴大家，膽汁不會進到胃部，亦不會參與胃裡的消化過程，當然也不是引起人嘔吐的主因。至於曾經知道這群括約肌存在的醫師，也仍不清楚這群括約肌究竟屬於十二指腸的一部分，或是該算在膽道部分。

奧迪的發現很明白地告訴大家，括約肌位於膽道末端，是個獨立的肌肉群，不是透過十二指腸的運動而打開或關閉。奧迪等於在不滿二十歲就闖出了名號，在學術界掙得一席之地。這個括約肌後來就以他命名，稱為「奧迪氏括約肌」。

爾後奧迪繼續到德國進修，陸續發表多篇論文，並曾精準測量出括約肌創造的壓力與膽汁分泌所造成的壓力，用數據進一步闡釋括約肌的收縮，能夠擋住膽汁的去路。因為有括約肌的調節，這個開口在平常時候會收縮緊閉，不讓膽汁、胰液流出來，也可防止食糜往上竄；到了有需要的時候，括約肌便會放鬆，讓膽汁、胰液進到十二指腸。

奧迪於二十九歲回到義大利的大學接掌生理系所，不過原先被看好的人生卻於此時開始變調。雖然他持續做實驗，持續發表論文，闡述控制奧迪氏括約肌的交感神經及副交感神經兩種系統；但在此同時，奧迪經歷失敗的婚姻，妻離子散，還與同校化學系一位反傳統的激進老師交好，這位化學系老師帶著他一同體驗古柯鹼等毒品，迷戀神祕主義，甚至共同侵占大學財產。這段期間的崩壞，讓原本的天之驕子在短短七年之內變得聲名狼藉。

即使奧迪仍在學術上享有盛名，但學校基於維護校譽的考量，還是罷黜了奧迪的生理系主任頭銜。奧迪離開義大利前往比利時布魯塞爾，開始陷入嚴重憂鬱。無法調適的奧迪，學術表現一落千丈，後來開始使用 Vitaline 這種以酒精、甘油、硼砂、氯化銨等成分混合的藥物。

徬徨失措的奧迪找不到心的方向，只好繼續流浪。他離開比利時，想要到非洲剛果，讓原始大地洗滌心靈。沒想到奧迪到達剛果後，當地的醫療人員認為他的精神狀態過於虛弱，無法勝任非洲大陸的惡劣環境，又再度將奧迪送回比利時。失魂落魄的奧迪流浪到西班牙，最後又流浪回到自己的家鄉義大利，開了間推廣順勢療法的診所，成為沒沒無名的小醫師，診所裡幾乎只提供一種藥，也就是奧迪自己最愛用的Vitaline。

然而，僅提供一種藥物的診所，怎麼可能撐得下去呢?奧迪執業不久，就被病患及家屬指控殺人罪名。迫於情勢，奧迪收掉了診所，最後流浪到北非的突尼西亞，兩年後就死在當地。沒人曉得他是怎麼過世的，也沒人知道他被埋葬在哪裡。奧迪就像顆燦爛的流星，劃過了學術界的星空，照亮了天際，卻迅速地墜落消失。

進入二十世紀後，更多研究逐步解開奧迪氏括約肌的奧祕，透過複雜的神經及荷爾蒙調控，有的會促使括約肌收縮，有的會抑制括約肌，精細地調控著膽汁的注入，並防止食物逆流。奧迪的大名也因為這項了不起的發現，而永遠存在你我的體內。

哭鬧不休的小朋友——腸套疊

當腸子滑進去另一段腸子並且被卡住時，我們稱之為「腸套疊」。沒有親眼見識過腸套疊的人可能很難理解腸套疊的模樣，用一個最簡單的比方來說，腸套疊就很類似咱們在褪下長袖衣物時，隨著手臂被反向扯入的袖子。腸套疊便是這樣，近端的腸道被擠入遠端腸道裡頭。

正常狀態下，不會無端出現腸套疊，必須存在足以造成牽引的病灶，才會在腸道推動食糜的過程中演變成腸套疊。腸道各處都可能發生腸套疊，諸如小腸套小腸、大腸套小腸、大腸套大腸。當然，當遠端腸道較寬敞時便較容易套住近端的腸道，是以最常發生腸套疊的位置，就在大腸和小腸的交界處，被稱為「迴腸盲腸型」的這種腸套疊發生率最高，其他部位的腸套疊就少了許多。

腸套疊在嬰幼兒身上是頗常遇到的腹部急症，好發於三個月到三歲大的小朋友，其中約有八成出現在兩歲以前，六歲以後就很少發生，小男孩發生腸套疊的機率比小女孩還要高。大部分醫師認為會導致腸套疊的原因，可能是這些小朋友迴腸附近的淋巴結腫大，而引致腸套疊。某些腹部手術，或腸子裡頭長了瘜肉或腫瘤，亦可能引起腸套疊。

當出現「大腸包小腸」窘境時，腸子的通暢度就大為受限，所以除了劇烈疼痛之外，也會以腸阻塞來表現。由於腸道被困在狹小空間裡，血管會受到扭曲壓迫，進而影響血液供應，時間一久，便可能會出現缺血、壞死等嚴重的大問題。

大腸包小腸的窘境

想要診斷小朋友的腸套疊可說是「知易行難」。因為尚不會說話的小小孩無法清楚表達，只會哇哇大哭。

剛開始小朋友突然大哭的時候，父母應該很難聯想到是肚子出了問題。不過由腸套疊引起的疼痛稍有不同，大多屬於間歇性的腹部絞痛，所以小朋友可能會表現出間歇性哭鬧。也就是說，不痛的時候看起來完全正常，但是隔一陣子又會痛得哇哇大哭，連哄帶騙都無法安撫。由於腸套疊會造成腸阻塞，而咱們的腸胃道又是單行道，就好像被阻斷的高速公路，肯定會大塞車，車輛嚴重回堵。患者會嘔吐，且嘔吐物中帶有膽汁。

如果沒有即早診斷出腸套疊，小朋友的症狀會惡化，並解出混雜黏液與血絲類似紅色果醬的糞便。有時候可以在孩子腹部摸到硬塊，其實，這就是腸套疊後塞成一團的腸子。

教科書中描述腸套疊的章節裡幾乎都會提到以上這幾樣診斷標準：急性腹痛、排出紅色果醬般的糞便、和從肚皮摸到了一團腫塊。不過，根據統計，能夠完全符合這些症狀的小病人，其實不到腸套疊患者總數的一半。這就是我們所說的「知易行難」。

萬一沒能診斷出腸套疊，被束縛過久的腸子會缺血、穿孔、壞死，患者將迅速進展到敗血及休克，而危及性命。要讓小朋友免於這些糟糕併發症的先決條件，就是照顧者要夠機警，能夠察覺孩子的不對勁，並即早就醫。

面對急性腹痛的孩子，醫師除了問診和觸診之外，可能會安排進一步的影像學檢查。腹部X光片無法確診腸套疊，但可以排除某些腹痛的原因。腹部超音波可以幫忙診斷腸套疊，在超音波底下「大腸包小腸」的切面，會呈現出同心圓狀的影像，這是確診腸套疊的有力證據。

該如何解開被套疊困住的腸子呢？最直覺的解決方法當然就是剖開肚子，直接用手將腸子復位。這當然可行，不過替小小孩開刀可是大工程，所以在動刀之前還有另一個相當聰明的解決辦法。

一八七四年丹麥兒科醫師赫爾施普隆[14]發表了使用灌腸治療腸套疊的經驗。乍聽之下會覺得從肛門灌腸和腸套疊相距這麼遠，似乎完全不相干，不過這方法實在很巧妙。從肛門灌入的液體會流經乙狀結腸、降結腸、橫結腸，來到升結腸，液體的壓力可以將遠端的腸道撐開，再把卡住的小腸逐漸往回推，如此一來就有機會把套疊住的腸道復位。

這個方法雖然可行，但是當時孩童發生腸套疊的死亡率依然超過三成。因為在盲目的狀況下將液體灌入腸道可能造成其他的併發症。

14 赫爾施普隆（Harald Hirschsprung，14 December 1830 – 11 April 1916），丹麥兒科醫師。

十九世紀末，X光被發現，也迅速應用於臨床診斷，醫師終於擁有透視人體的能力。一九二七年，有醫師嘗試採鋇劑灌腸，並利用X光觀看即時的透視影像，如此一來較能拿捏灌入液體的分量，避免併發症，亦能察看腸套疊是否已被解開。

若是在腸套疊發作的早期，成功率頗高，稱得上是「兵不血刃」的好方法。情況許可時，灌腸通常是治療嬰幼兒腸套疊的首選。當然，小小孩同樣是無法乖乖配合，哭鬧的時候腹壓增加亦讓灌腸無法進行，所以通常在灌腸之前，醫師會先使用鎮靜藥物讓小病人放鬆睡著。

灌腸方法雖然有效，但是在腸道裡灌入液體就必須冒著穿孔破裂的風險。假如腸道穿孔，手術就是唯一選項。同樣的，若腸套疊的時間過長，灌腸方法也可能會失敗，而得仰賴手術來解決。

如果小病人已經出現腹膜炎、敗血症或休克等症狀，代表腸道可能有缺血壞死的現象，便不適合嘗試灌腸復位，醫師會建議逕行開刀處裡腸套疊，也可能需要切除這段壞死的腸道，再把腸道接合。

除了要盡快解除腸套疊之外，醫師也會抽血檢查，並給予靜脈輸液補充水分與電解質，避免病況惡化。

總而言之，早期發現，早期治療才能有較好的預後，並減少併發症的發生。

家長們都會很關心，發生過腸套疊的小朋友有沒有可能復發呢？很遺憾，答案是肯定的，腸套疊可能反覆發生，而且再次變成「大腸包小腸」的機率還不小，千萬不能掉以輕心喔。

消不掉、化不了的萬靈丹？

接下來我們要談個名字不甚美好的玩意兒：糞石（bezoar）。先概略描述糞石是什麼東西？舉凡在腸胃道裡面無法消化的物質，大概都可以稱為糞石。從食道到直腸，無論是動物和人類的腸胃道裡都可能有糞石存在，因為解剖構造的糞石最常出現在胃部。

小顆的糞石對人體沒有影響，但是大顆的糞石就很麻煩。臨床上較常遇到的糞石患者，是偏好亂吃頭髮的小朋友或年輕女性。當然，除了頭髮之外，若把衣服、繩子、地毯等物，或其他難以分解的植物纖維吃下肚，也會造成同樣的問題。這些纖維會糾結在一塊兒，而且越變越大。這類纖維糾結而成的糞石大多會卡在胃部，不過會有一條像尾巴的「纖維牽絲」通往小腸。因為胃的容量很大，所以能夠容納很大顆的糞石，還不一定會造成阻塞。

糞石的盛行率不高，表現出來的症狀也很模糊，很容易被忽略。大顆的糞石在腸胃道裡卡久了可能會造成出血、阻塞、穿孔等問題，最後都需要透過手術才有辦法解決。

光是想像，你應該就會覺得「糞石」不是個令人愉悅的疾病！偏偏，很有趣的是，在古早以前糞石可被視為萬靈丹喔。

事情是這樣的，「bezoar」這個字的字源是從阿拉伯語中「badzehr」，或從波斯語中「panzehr」演變而成。兩個字都是代表「解毒劑」的意思。

什麼？解毒劑？到底為什麼糞石會變成解毒劑呢？

原來，古時候的人們在宰殺山羊、綿羊、羚羊、鹿等反芻動物時，偶爾會在胃裡頭發現糞石。這些堅硬如石頭的東西因為得來不易，所以被認為具有神奇的力量，有人認為糞石能夠驅除邪靈，也有人認為糞石有療效，可以用來對抗各種毒物並治療疾病。

西元十一世紀的時候，糞石的用途從中東傳到了歐洲，成為藥單上常見的處方之一，治療的層面很廣，從砷中毒、毒蛇咬傷、癲癇、腹瀉，到瘟疫都使用糞石來治療，根本就是萬靈丹。

當時的糞石主要出自於敘利亞山羊和波斯山羊的胃部，成分裡除了纖維之外，大概是一些膽固醇和膽鹽的結晶，卻因為需求量大增，又有糞石神話的加持，身價水漲船高，甚至還可以賣到十倍於黃金的價錢。由於糞石的身價不菲，所以貴族們甚至還會精心打造黃金罐子並鑲上寶石，來收藏糞石。

你或許會好奇，難道歐洲山羊的胃裡沒有糞石嗎？當然也是有的，不過據說從歐洲山羊身上取到的糞石多含鈣質和磷酸鎂，價格就比較低（圖11）。

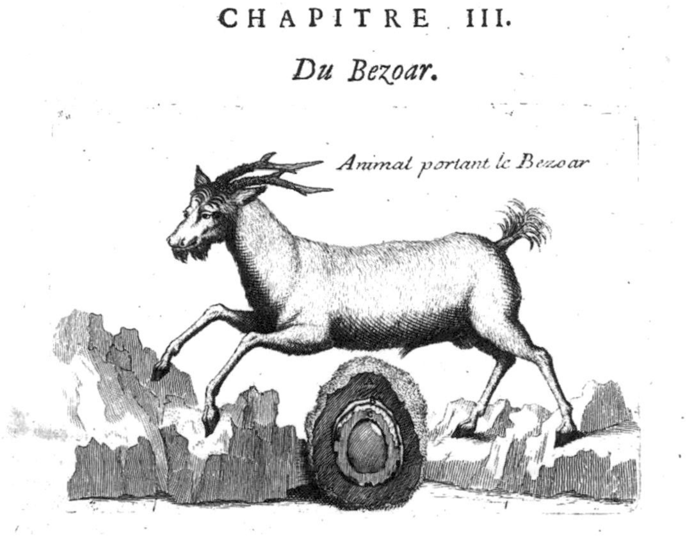

圖 11：山羊胃裡的糞石曾被當成藥物來使用，出版於西元 1694 年。
出處：Pierre Pomet, Histoire générale des drogues (Jean-Baptiste Loyson & Augustin Pillon, 1694).
圖片來源：http://www.biusante.parisdescartes.fr/histmed/image?03616

破解糞石神話

「糞石治百病」的傳說流傳了這麼久，又被哄抬成昂貴的萬靈丹，那糞石到底有沒有治療功效呢？

現在的我們當然會對這種說法一笑置之，不過當時絕大多數的人對糞石的療效都是深信不疑的，直到十六世紀時，有個外科醫師認為糞石的價格實在高得太誇張了，於是向國王建議，應該要以科學的方式測試看看糞石究竟有沒有治療功效。

說也剛好，那時有個御廚因為偷了國王的銀子，而被判了死刑。國王便提議拿御廚來做試驗。只要讓御廚先服下毒藥，再吃下糞石，就能證明糞石是否具有解毒的功效了。國王還保證，如果御廚吃糞石後得以活命，也不會再取他的性命。

被判死刑的御廚聽到事情有轉圜的餘地，當然是拚拚看囉！可惜，吃下毒藥的御廚只撐了七個小時，還是宣告不治。這個試驗證明糞石不是所有毒藥的解毒劑，所以並非無所不能的萬靈丹。一度被拱上天的糞石神話漸漸退燒，在十八世紀後逐漸沒落。現在我們提到糞石的時候，大概都只聯想到那是個塞住腸胃道的壞東西，不會再當成稀世珍寶或是萬用解毒劑了。

當年一擲千金收藏糞石，視之為珍寶的貴族們若是地下有知，恐怕要捶胸頓足，懊惱不已。糞石市場的泡沫化也讓我們再一次見證了人心的狂熱與財富的荒謬。

糞石的治療

除了亂吃頭髮的人之外，還有其他人會受到糞石困擾嗎？有的，手術以及部分神經系統或內分泌系統的毛病會影響腸胃蠕動，當腸胃道蠕動不順暢，就有機會產生糞石。罹患糞石的患者中約有一成左右曾經動過切胃手術，或接受過迷走神經切除術，這些手術讓胃部活動比較不足，因而產生糞石。

當糞石越來越大顆，就會阻塞腸胃道，唯一的治療方法就是移走糞石。像我們剛剛提到的那種由毛髮糾結而成的糞石，幾乎都得動手術才能解決。如果是由結晶沉積而成的糞石，有時候醫師會嘗試透過內視鏡去擊碎糞石，或使用促進腸胃蠕動的藥物，甚至還有醫師建議飲用大量的可口可樂促使糞石分解。不過這些非手術的治療成功率從〇到一〇〇%都有人報告，變異性非常的大。

附帶一提，**中藥材中的「牛黃」時常被和「糞石」畫上等號，其實這樣的說法並不大正確**。一般來說，「糞石」指的是動物腸胃道裡面無法消化的硬塊；但「牛黃」是指黃牛或水牛的「膽囊結石」，屬於膽道系統而非腸胃道的結石。牛黃被視為「百草之精華，能解百毒而消痰熱，為世神物，諸藥莫及」，自《神農本草經》在兩千年前將牛黃列為藥材的上品之後，至今依然是種非常高貴的藥材。

上吐下瀉——胃腸道阻塞

一九五六年六月八日，一位正在外地度假的外科主任醫師突然接到通知必須趕回醫院，於是火速趕往機場，登機之後飛機便迅速升空，消失在天際。等待診治的患者是第三十四屆美國總統艾森豪[15]，時年六十五歲。

這並非電影情節，而是真實上演的故事。曾經縱橫沙場，功勳卓越的艾森豪虛弱地躺在病床上，他的症狀是「上吐下瀉」。

病倒的大人物

年輕時候的艾森豪曾經因為肚子痛，被診斷為闌尾炎，因而接受手術切除闌尾。尷尬的是，手術切下來的檢體送到病理科檢驗之後，病理科醫師卻不敢百分百確定是急性闌尾炎，反倒認為這個闌尾處於慢性發炎的狀態。而且，經過闌尾切除手術後，艾森豪仍然經常感到腹部不適，有時輕微，有時嚴重，有次甚至嚴重到住進醫院準備開刀。不過就在即將被送進開刀房前，艾

15　德懷特・大衛・艾森豪（Dwight David Eisenhower，1890-1969），美國陸軍五星上將和第三十四任總統。

森豪意外地開始排氣，腸子恢復功能，才免去挨刀的命運。

雖然經常腹部不適，但當時的艾森豪經常在各地奔波指揮作戰，因此他總是認為自己的不適來自於水土不服，也擔心自己是食物中毒。一九五三年艾森豪就任美國總統之後，斷斷續續的腹痛依然干擾著他的生活。總統專屬的醫師於一九五六年時替艾森豪做了一系列X光攝影，根據影像醫師猜測，艾森豪可能罹患了克隆氏症，這是種腸道慢性發炎的疾病。不過當時並沒有針對克隆氏症的治療方法，有沒有這個診斷對艾森豪而言似乎並不重要。

一九五六年六月八日凌晨，艾森豪感覺腹痛加劇，因此緊急喚來醫師。由於艾森豪總統前一晚方在白宮舉行一年一度的媒體餐聚晚會，宴請眾多記者朋友，醫師便猜測或許是吃得太多導致消化不良，因此先請艾森豪休息。可是到了早晨，艾森豪嘔吐兩次，大約吐出一公升含有膽汁的嘔吐物，不得已只好取消會議，醫師也將總統送進了醫院。

抵達醫院時的艾森豪總統肚子又脹又痛，而且已經出現心搏過速、脫水、接近休克的狀態。醫師替艾森豪放入鼻胃管，引流出大量含有墨綠色的腸胃液。腹部X光的結果亦顯示艾森豪總統的小腸脹得相當厲害。

醫師判斷艾森豪的腸子處於嚴重阻塞的狀態，倘若情況沒有改善，便需要動用手術來解決。當時的外科主任正在外地度假，於是白宮就直接派出飛機將他接回華盛頓，參與討論。

外科主任一下飛機就趕往探視艾森豪，聽完病史，見到鼻胃管引流出來的量和顏色，再看了X光片，外科主任認為艾森豪總統需要動手術解決腸子阻塞的問題。

但是啊，替總統開刀可是個天大的決定，實在沒人敢貿然動手，只好再從其他醫院找來三位外科界頗富聲望的重量級人物共同診斷。

最後，四位外科醫師都同意總統的腸子塞住了，而且塞得很嚴重，不過無法確定導致阻塞的原因。經過討論，有三位外科醫師贊成開刀，有一位外科醫師投了反對票。就在大夥兒猶豫不決的同時，艾森豪的狀況愈來愈差，肚子也愈脹愈痛。

醫師們又替艾森豪做了第三組腹部X光檢查，結果顯示腸子的排列與半天前所看到的位置一樣，顯然完全沒有活動。終於，醫療小組裡所有的醫師都同意，進行剖腹探查。

會讓大家猶豫不決的理由，有一部分是擔憂艾森豪總統的身體狀況無法撐過手術。艾森豪長期抽菸，更曾在幾個月前打完高爾夫球後，感到心悸，胸口疼痛，喘不過氣來。經過檢查，醫師認為艾森豪總統有心肌梗塞的問題。那時候尚未發展出冠狀動脈支架或繞道手術，僅能使用氧氣或建議患者放輕鬆，對於心肌梗塞可說是束手無策。

面對心肌梗塞患者，醫師都戒慎恐懼，因為手術、麻醉的風險會大幅增加。不過，艾森豪總統的情況愈來愈不妙，外科醫師們只好硬著頭皮上場。

手術前，四位外科醫師對於由誰主刀、由誰擔任第一助手都作了一番討論。最後只有其中兩位上場，並找了兩位該醫院的醫師上場湊足四人。其他沒有刷手上場的外科醫師就在一旁觀看，幫忙出主意。

進入腹腔後，外科醫師花了些時間解開肚子裡的沾黏，才見到病灶所在，原來艾森豪總統的腸子的確有慢性發炎的現象，末端小腸有三十至四十公分已經嚴重纖維化而變得很狹窄。怪不得會在大吃一頓之後，發生腸阻塞。外科醫師們決議不要切除狹窄的小腸，而是施行腸繞道手術，將健康的小腸與橫結腸作吻合，讓食糜可以直接通往大腸。手術時間接近兩個小時。

軍旅出身的艾森豪在術後第二天便下床走動，這與當時的氛圍大不相同。過去對於接受腹部手術的患者多建議「盡量臥床休息」，直到近年來才轉變為「盡早下床活動」，因為下床活動有助於腸胃道蠕動的恢復。

手術過後，腸道恢復需要一些時間，所以仍須禁食，且鼻胃管會留在艾森豪總統身上。這段無法由口進食的日子，就得仰賴靜脈輸液，補充水分與能量。

經過五天，鼻胃管引流出來的量逐漸減少，顏色也漸漸變淡，顯示腸胃道已經恢復蠕動，能夠順利地將消化液往下運送，不再鬱積在腸道內了，待艾森豪排氣之後，醫師才拔除鼻胃管。

從喝水、清流質食物、再進展到正常飲食，艾森豪都恢復得不錯，不過在術後一周腹部的傷口出現紅腫熱痛的狀況，這代表傷口有細菌感染，傷口感染是這類手術相當常見的併發症。醫師替他拆掉幾針縫線，排出膿水，爾後便須持續換藥，等待傷口自行癒合。

手術近兩個月後，艾森豪再度於媒體上曝光，宣布自己的健康無礙，並會競選連任，隔年艾森豪確實獲得壓倒性的勝利。不過，健康問題依舊困擾著艾森豪，勝選當年即發生一次腦中風，卸任後持續有缺血性心臟病問題，而且，艾森豪總統的腸子還是經常發生阻塞，並再度接受剝離腸沾黏的手術，最後在七十八歲時死於心肌梗塞。

平凡的大病

回顧艾森豪總統的病程相當有意思，這該算是腸阻塞的典型案例。腸阻塞這毛病聽起來不甚駭人，卻是個可大可小的毛病，有時能夠輕易解決，有時可以致命，諸如腸子沾黏、腸道狹窄、異物阻塞或是腫瘤都可能造成阻塞，原本的單行道開始回堵，讓患者腹部脹痛、絞痛，而且會「上吐下不瀉」。

因為腸道不通，膽汁會隨著消化液逆流，使嘔吐物呈現墨綠色。隨著阻塞的時間拉長，末端腸道的食糜也會湧出來，這時嘔吐物就會是土黃色的。

腸道阻塞時便無法維持正常的吸收功能，另一方面大量的水分會積蓄在腸胃道裡，如此一來患者就會迅速落入脫水的狀態，心搏加速、血壓降低都是脫水的表現，血液中的電解質也會失去平衡，急需靜脈輸液的補充。

若不盡快解決造成腸阻塞的問題，過度腫脹的腸道可能會壞死、穿孔，進展迅速的敗血症將會奪走性命。

身在二十一世紀的我們比艾森豪幸運，便利的電腦斷層檢查，診斷價值遠遠勝過腹部X光片，讓醫師能夠判斷造成阻塞的病因，及手術介入的時機。

治療腸阻塞，手術只是其中一個關卡，被嚴重拉扯、發脹、水腫的腸子需要幾天甚至更久的時間才有辦法逐漸恢復功能。恢復期因人而異，差別很大，大致說來病發之後越晚處理，恢復期就會拖得越長。

治療腸阻塞的患者，還有個不可或缺的重要步驟就是鼻胃管引流。引流鬱積的消化液除了可以降低腸道壓力，稍微緩解不適，還能降低患者嘔吐的機會，避免嘔吐物灌入氣管，造成吸入性肺炎，甚至窒息死亡。手術之後，鼻胃管亦不能立刻移除，必須等待腸胃道恢復蠕動才能功成身退。醫師也是藉由鼻胃管引流的量及顏色來判斷何時能夠拔除鼻胃管和由口進食。可見無論在術前或是術後，鼻胃管都扮演著相當關鍵的角色。

至於手術方式變化很多，要依術中的狀況做決定，從剝離沾黏、切除部分腸道，或繞道手術都是可能的選項。緊急腸道手術總是會面臨一個麻煩，由於沒有辦法進行腸道準備，手術當中腸胃道裡的細菌容易汙染傷口，大幅提高感染的機會，縱使是總統大人也無法倖免。不過，處理這類傷口感染並不困難，只要將縫線移除、膿水引流，傷口就會漸漸癒合。

腹部手術之後不可避免的併發症就是腸沾黏。腸沾黏很擾人，不過這是生物體必然存在的生理反應。不管任何原因的發炎，都會造成腸沾黏，大多數的腸沾黏沒有影響腸道的暢通，患者便不會有任何症狀；部分的人會偶爾發作腹脹不適，但能夠自行緩解。若是腸沾黏是腸道狹窄甚至阻塞，那就需要再次手術才能夠解決。

VIP症候群

外科界有一句忠告是這麼說的，「治療腸阻塞，不要等到日出或是日落。」（The sun should not rise or set on a bowel obstruction.）也就是告誡醫師要盡早介入排除腸阻塞的狀況，才能得到較佳的預後，千萬不要心存僥倖認為阻塞會自動消失，拖越久病程就會越麻煩。

不過從艾森豪總統的故事裡，我們可以發現，他的臨床症狀很典型，並不難診斷，而那些醫師也都很有經驗，卻遲遲無法下定決心動手治療。這就是所謂的「VIP症候群」。

「VIP症候群」並非一種疾病，而是一個令人玩味的現象。凡是位高權重、身分特殊的患者往往會受到多方關注，卻因為這樣的關注使得各項治療決策偏離醫療常規，反而衍生出許多意外，造成反效果。

畢竟絕大多數的診斷與治療都有規範可循，刻意添油加醋、拐彎抹角，恐怕不是明智之舉。

關於「VIP症候群」的故事可說是不勝枚舉，搞到灰頭土臉的亦所在多有。是以到醫院就診時，實在無須搶著當VIP，按部就班才是上上之策。

中風的小腸

腦子中風是大夥兒都很熟悉的問題，可是你知道腸子也會中風嗎？

其實這兩者的道理雷同，腦部的缺血性中風導因於腦子血管受到阻塞，沒法供給足夠的血流，細胞便缺氧受損；而「腸子中風」就是腸繫膜的動脈阻塞，使腸道缺氧（bowel ischemia）（圖12）。

我們的小腸，幾乎全靠「上腸繫膜動脈」（SMA, superior mesenteric artery）來供給血液。白話點講，就是僅靠著一道補給線支應這麼大片領地，且缺乏備援系統。不難想像，當上腸繫膜動脈阻塞時，常常會使大量小腸缺氧壞死，而導致死亡。

會引發如此悲劇性結果的禍首常常是個叫做血栓的小東西，血栓就是血液凝結而成的血塊，血栓由腹主動脈流入上腸繫膜動脈後會卡在較細小的分支裡，阻斷後端的血流使腸道得不到足夠的血液供應。

小腸中風通常都沒有預兆，一發作就是伴隨劇痛的人麻煩，往往讓人措手不及。患者會描述突然發作的嚴重腹痛，這是大片小腸缺氧所發出的警告訊號。

若醫師從病患的病史及臨床症狀懷疑腸中風，屬於腹部急重症，需要立即處理。過去想要診斷小腸中風，血管攝影是最準確的方法；近年來受益於電腦斷層的進步，能夠提供解析度相當高的影像，讓醫師有能力更快速地做出診斷。

血管攝影是將顯影劑直接注入上腸繫膜動脈，正常的時候我們可以看到血管分布像葉脈一般，從主幹到分支，由粗到細，非常精緻美好。不過，當血栓塞在裡頭，像惡霸似的占據整條通道，血管攝影就會缺掉一大片。

倘若在發病之後及時診斷，且病患尚未出現腹膜炎，那代表小腸可能只是缺氧，仍未壞死，醫師可以先嘗試由動脈攝影的導管滴注血栓溶解劑。若血栓溶解劑奏效，我們能夠在後續的血管攝影中見到逐漸改善的血流，打通了血管，就算是度過難關。

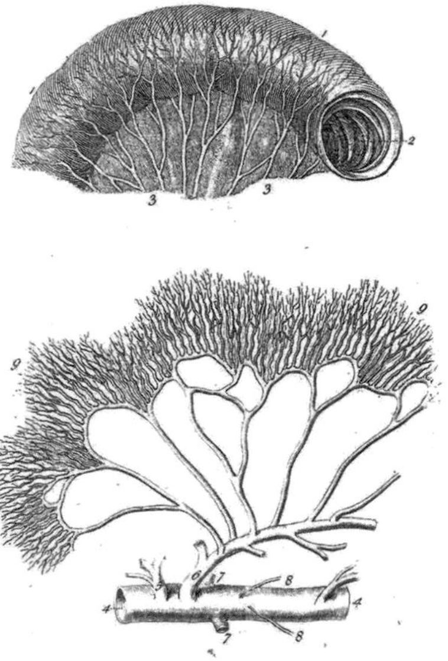

圖 12：上圖為小腸的解剖構造，下圖為上腸繫膜動脈的分布，出版於西元 1750 年。

出處：William Cheselden, The anatomy of the human body (London : Printed for C. Hitch & R. Dodsley 1750).

圖片來源：The Internet Archive

可惜，腸道並無法承受太長時間的缺氧，因此許多小腸中風的患者，在就醫時便已出現腹膜炎，這代表小腸可能已經壞死，大概就只能直接安排剖腹探查。壞死的小腸會讓患者在短時間內陷入敗血性休克，致死率也迅速竄升。

及早診斷、及早治療，可說是刻不容緩，但是小腸中風的夢魘可能不會就此打住。因為在切除大量壞死的小腸之後，雖然保住了性命，卻失去了消化吸收的能力，患者的下半輩子將長期仰賴全靜脈營養來維持生命。

見識過小腸中風的慘烈，我們便得好好預防。心律不整尤其是心房顫動常會導致血栓形成，當這些血栓隨著血流離開心臟就搖身成為可怕的殺手，不管是流入大腦、小腸或其他的器官，都會造成難以預測的破壞。

聽從醫師的建議，控制心律或服用抗凝血劑才能減少小腸中風的發生。

減重大挑戰：病態性肥胖

當人類的生活型態從狩獵進入農耕，便不再需要頻繁遷徙，也能擁有較充足的食物來源，隨著物質環境的進步，肥胖已成了不可忽視的健康問題。攝入過多熱量又缺乏運動不但在我們身上增添許多脂肪，也引發各種代謝性疾病，影響全身上下各個系統。

目前醫學上對肥胖的定義，大多以BMI（body mass index），也就是「身體質量指數」來衡量。相信大家都曉得要透過飲食控制及規則運動來對抗肥胖。然而，聽起來很容易，做

如何定義「BMI」與病態性肥胖？

BMI 的算式是以體重（公斤）除以身高的平方（公尺）。舉例來説，假設身高 170 公分的小明體重有 75 公斤，那他的 BMI 值為 75 /（1.7）^{2}，等於 25.95 kg/m^2。以臺灣標準而言，BMI 介於 24 kg/m^2 到 27 kg/m^2 之間的話屬於「體重過重」。若小明的體重漸漸上升，到了 BMI 大於 27 kg/m^2 時，就會到達肥胖的階段。

所謂的病態性肥胖，指的是 BMI 大於 40 kg/m^2，或是 BMI 大於 35 kg/m^2（有人訂 30 kg/m^2）同時罹患各種肥胖併發症的患者。以身高 170 公分的小明為例，當他的體重超過 116 公斤時，便屬於病態性肥胖，而可以利用手術減重。

起來可不簡單，尤其體重管理的問題需要持之以恆，稍不留意就可能逐漸失控。

當然，除了飲食和運動兩種主要治療方法外，也有人嘗試利用藥物控制肥胖。不過，面對病態性肥胖的患者這些招數的效果都相當有限，於是就有人採取了侵襲性更高的手術來控制肥胖。**此種減重手術也被認為是「利用手術方式，重整健康的腸胃道，讓生物體更為健康」的一種方式**。

開刀減重——一兼二顧的胃繞道手術

究竟減重手術如何讓體重降低呢？

不難想像，很多病態性肥胖的患者都是大胃王，習慣吃下大量食物。所以減重手術的第一招就是「限制食量」。為了達到「限制食量」的目標，能夠使用胃束帶勒住胃的上端或施行胃袖狀切除術，讓患者無法快速吃下大量的食物。

限制食量雖然可行，但是若患者常吃冰淇淋、奶昔等高熱量的食物，那效果就會大打折扣。這時可能便需要另一個釜底抽薪的辦法，即改造患者的腸胃道，讓他既「消化不良」也「吸收不良」。

這種手術比較複雜，首先，醫師會從胃的上端截斷，只剩一個小囊袋，然後與迴腸進行吻合，如此一來當食物被吃下肚後便繞道而行直接進到迴腸，不會經過十二指腸及空腸這兩處負責消化的重鎮。該術式被稱為胃繞道手術，是相當常見的減重手術，目前大多以腹腔鏡來完成。

同時達成「限制食量」、「消化不良」與「吸收不良」的胃繞道手術，減重效果非常顯著，患者經常可以減去數十公斤的體重，更重要的是，許多與肥胖相關的併發症也顯著改善。根據大型研究顯示，接受減重手術的患者確實減少了因併發症死亡的機會，因為減重手術能夠讓超過七成的高血壓患者血壓回復正常，讓高血脂患者的血脂指數回復正常，並且脫離藥物控制的行列。

其中最不簡單的是，**胃繞道減重手術幾乎消弭了超過九成的糖尿病**。就算患者的體重沒有大幅降低，但體內的荷爾蒙及代謝出現變化後，大部分患者的血糖會降至正常，不再需要仰賴藥物，自然也降低了糖尿病所引發的種種併發症。

胃繞道手術能帶來這些益處可說是意外的發現，從一九五〇年代起，減重手術逐漸萌發，到了一九八六年，有位醫師注意到只要重整腸道，讓食糜不經過十二指腸及空腸的消化，且只剩五十公分迴腸吸收營養時，患者不但能長期控制體重，還可以有效改善第二型糖尿病。而且，這種好處不僅是源自於體重的改變，因為縱使體重下降的幅度不高，一樣具有改善糖尿病的功效。

二〇〇四年，有兩位醫師做了個實驗，探討這個現象。他們將塑膠小管放進老鼠的十二指腸，隔離食糜與十二指腸黏膜的接觸，如此一來，老鼠就不會發生第二型糖尿病。

當醫師拿掉老鼠體內這段塑膠小管，讓食糜接觸十二指腸黏膜，結果老鼠就產生了第二型糖尿病。經由實驗，科學家推論，胃繞道手術讓食糜避開十二指腸後，改變的不僅是患者的消化與吸收，還會改變體內神經傳導與荷爾蒙分泌，讓血糖獲得更好的控制。

一直以來，糖尿病被歸屬於內科疾病，每年在全球有將近三百萬人因為糖尿病而死亡，而誰又料想得到，治療糖尿病最有效的方式，竟然是「動手術」這一招！

減重手術的併發症

當然，胃繞道手術並非沒有缺點。因為需要截斷腸胃道再重新吻合，免不了會發生出血、滲漏等問題。另外，病態性肥胖患者本身的麻醉風險就高，手術難度也提高許多。根據統計，做完胃繞道手術六個月內有高達四成的人抱怨有併發症，小至吃東西容易打嗝、脹氣或拉肚子，大至切口疝氣或手術接口滲漏等等。

剛動完減重手術的患者，僅能喝一些清流質的食物，多吃會嘔吐，甚至讓腸胃道吻合處滲漏。所以要特別叮嚀自己少量多喝，避免脫水。後續飲食也需要遵從營養師指示，以期能維持減重效果。

由於會刻意略過六成小腸使身體無法吸收熱量，卻也同時讓人營養不良，許多身體必要營養素，諸如鐵質、鈣質、脂溶性維他命A、D、E、K等都會缺乏。所以接受胃繞道手術的患者需要長期補充維他命和礦物質，還有將近六%的病人會因蛋白質缺乏太嚴重而得重新開刀。

此外，減重手術帶來驚人的體重改變後，患者體型變小，於是全身上下的皮膚就顯得又鬆又垮，基於美觀的考量，只好再度進到開刀房切除多餘的皮膚。

胃繞道手術後的前幾個月，患者經常會陷入低潮，因為手術大幅限制了食量，但在情感上他們卻離不開美食。即使生理上的疾病變少了，心理上卻不見得比較好過。有個大型研究顯示，經過減重手術的這群患者，比起沒有接受手術治療的患者，更容易自殺，每十萬人中有一百一十一人會以自殺結束生命，數倍於一般族群的自殺死亡率。

因為需要面對諸多生理、心理的併發症，完整的減重團隊通常會包含外科、內科、精神科、營養師等成員，以提供給患者最全面的照顧。

雖然減重手術已成為普及且常見的手段，但是千萬別把手術當成控制體重的捷徑或是萬靈丹，務必有通盤全面的考量，其中患者的決心與毅力更是扮演了舉足輕重的關鍵角色。

當小毛病成為大災難——闌尾炎

闌尾，是盲腸末端一個像蟲樣細細長長的小物。當闌尾阻塞發炎時，就叫做闌尾炎。雖然常被誤稱作盲腸炎，不過要曉得這兩者是全然不同的兩回事，病因不同，處置也大不相同。

當闌尾炎發作時，動手術切除闌尾是較恰當的治療方式。闌尾切除術應該是最常見的手術之一，大家或許都能輕易舉出幾個同學、同事或家人曾經接受過這樣的手術。雖說闌

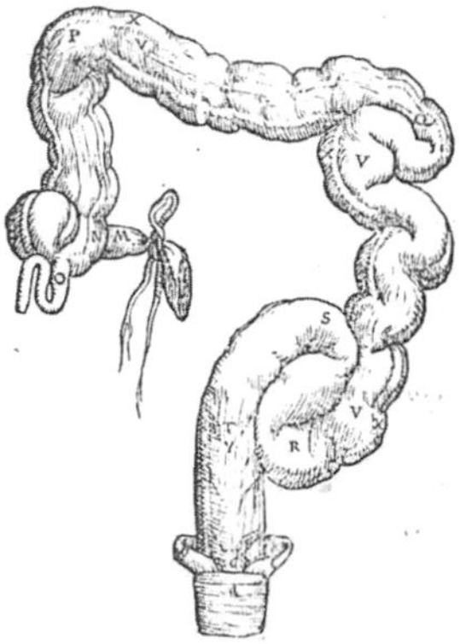

圖 13：大腸解剖圖，出自維薩里於西元 1543 年出版的解剖書。

出處：Andreas Vesalius, De Humani Corporis Fabrica, 1543.

圖片來源：U.S. National Library of Medicine, History of Medicine Division

尾炎如此普遍常見，但可不代表這就是「簡單」或「容易」的疾病喔。

過去的解剖書籍裡雖然會畫出闌尾，卻沒有特地談到闌尾的功能，大多只有簡短的敘述，當然也不清楚闌尾炎的存在（圖13）。

闌尾炎會被忽略這麼久，並不是因為古代人沒有闌尾炎，而是因為搞不清楚明確的病因所在。從前醫師對於疾病的根源都是胡亂猜測，而治療腹痛的招數大概僅有催吐、瀉劑、放血、吃草藥。由於缺乏有效的治療，幾天之內闌尾炎就會進展到腹膜炎、敗血症，持續高燒的患者變得越來越虛弱，漸漸意識模糊，胡說囈語。只有少數幸運挺過去的患者才能存活。

闌尾炎好發於一、二十歲的年輕人，想來也是過去讓許多人早夭的重要原因。

家喻戶曉的手術

看完前文的介紹你可能猜到了，相較於人類的歷史，闌尾切除術的歷史實在挺短的。世界上頭一位報告闌尾切除術的是位英國軍醫，他於西元一七三五年施行這樣的手術，那年正是大家最愛的「四爺」——清朝雍正皇帝，猝然駕崩的那一年。無論當時開刀的成效如何，在沒有麻醉的狀況下接受這樣的手術，患者大概也是生不如死。

過了一百多年，有解剖病理學家描述闌尾炎，且提出「早期手術切除闌尾炎」這樣的新觀念，可惜並未獲得重視。

十九世紀中葉英國有位外科醫師漢考克，他利用手術成功治療了一位闌尾炎患者。那是位剛生產完的三十歲婦人，嚴重腹痛和發燒了好幾天，漢考克醫師雖不清楚病灶為何，但決定替病患開刀。漢考克醫師於病患的右下腹下刀，剛打開腹膜就有一堆臭氣沖天的膿瘍湧出，兩個星期過後，有顆小糞石從傷口迸出。

經過手術，婦人順利活了下來。漢考克醫師認為婦人的膿瘍導因於急性闌尾炎，只要能將膿瘍引流，就有機會改善病情。受限於診斷能力與手術技術，當時的醫師通常得等闌尾炎形成腹內膿瘍再進行引流。

到了一八八〇年，倫敦的泰德醫師沒等到病人的闌尾潰爛穿孔，首度於闌尾炎早期就打開病患肚子，取下一條完完整整、紅腫發炎的闌尾，完成史上第一例針對闌尾炎的闌尾切除手術。不過，泰德醫師沒有聲張這樣的做法，多數時候依舊是等到病人闌尾潰爛形成膿瘍才願意動刀。

改變闌尾炎的診斷並建議早期開刀治療方式的，是另一位偉大的外科醫師—麥克柏尼[16]，雖說他不是第一位實行闌尾切除手術的醫師，但他對闌尾炎的處理方式影響至今，讓這個名字永遠與闌尾炎寫在一起。

16 麥克柏尼（Charles Heber McBurney, 17 February 1845 – 7 November 1913），美國麻塞諸塞州外科醫師，以指出盲腸的「麥克柏尼點」而聞名。

麥克柏尼出生於十九世紀中葉的美國，當他進入醫界時，外科正處在由麻醉技術所帶來的大躍進。身為外科主任的麥克柏尼，從學生時代就站在外科大爆發的浪頭上，讓他的個性及看法愈來愈積極，總想要用手術刀解決各種問題。他的論文裡曾出現這麼一段話，「當我看到病人陷入危險時，我不希望自己只能站在一旁害怕地等待老天發牌，再決定要不要行動。」顯示出外科醫師「人定勝天」的強烈信念。

麥克柏尼醫師所說的「等待老天發牌」，就是指醫師時常眼睜睜看著病情惡化。他認為醫師不該太過消極，等到腹內膿瘍才動手，因為許多患者等不到形成膿瘍便已經過世了。經過幾個案例的觀察，麥克柏尼醫師發表論文闡述，醫師應該要在闌尾炎發作的第二、第三天就考慮直接動手術切除闌尾，而不是處理後續的併發症。

麥克柏尼醫師除了告訴外科醫師們要及早面對闌尾炎，還明確指出，他的一百個案例中，有九十九位病患都是痛在右下腹，醫師可以用手指頭按壓並由最痛點下刀，這個痛點位置後來被稱為「麥克柏尼點」。若將肚臍與髂骨前上突起間畫出一條線，將線分成三等分，「麥克柏尼點」就在遠離肚臍三分之二的位置。

麥克柏尼建議外科醫師從此處下刀，並詳述如何分離此處的各層肌肉，以及切除闌尾的步驟。經過麥克柏尼醫師的推廣與後世醫師的努力，闌尾炎才漸漸從一發不可收拾的極高死亡率，變成可以處理的疾病。

不過，提到闌尾切除術，還得感謝一位病人，是他讓這個手術揚名立萬。這個病人大有來頭，他是英國國王愛德華七世。等到六十歲才終於繼承王位的愛德華七世，在加冕典禮前兩天竟然患了急性闌尾炎。當時的英國名醫李斯特[17]與另外一位醫師共同替國王施行闌尾切除手術。術後愛德華七世恢復良好，也讓闌尾切除術成了人盡皆知的治療方式。

刁鑽的闌尾炎

典型的闌尾炎通常以腹部不適來表現，悶悶的、脹脹的，患者會感到噁心、食慾不振。幾個小時後，疼痛轉移到右下腹，壓痛也越來越明顯，伴隨而來的就是發燒、無精打采。若不及時處理，闌尾炎將潰爛穿孔，並導致腹膜炎。

但是，千萬要記得，「右下腹痛」叫做「典型」的症狀。臨床上遇到的闌尾炎有許多都不是如此典型。如同人有高矮胖瘦一般，闌尾的位置也是千奇百怪，再說同一個疾病在不同的病程也都有不同的樣貌，使得診斷闌尾炎的難度從「新手入門級」到「刁鑽整人級」都有。

由於需要與闌尾炎做鑑別診斷的毛病很多，舉凡腸胃炎、便祕、消化不良、膽囊疾病、潰瘍、泌尿道結石或骨盆腔發炎，都必須列入考慮。是以除了病史與理學檢查，醫師會試著蒐集更充足的資訊來輔助診斷，諸如血液檢查、尿液檢查都能提供相關線索。若想要更

17 李斯特（Joseph Lister，1827-1912），英國醫師，於一八九三年被封為男爵。

精準地診斷闌尾炎，便得仰賴腹部超音波或是電腦斷層，藉由影像檢查能大幅提升診斷的準確率。

做這些努力的目的都是為了能夠及早治療，畢竟闌尾炎是個進展頗為迅速的疾病，從發作到腹膜炎可能只要短短幾天的時間，拖得越久，併發症也越複雜。

目前施行闌尾切除術的方法有兩種，可以直接開腹或使用腹腔鏡。這兩種方法各有優缺點，可以與醫師做充分討論後再做決定。

千萬別小看闌尾炎，它可曾經是殺人無數的狠角色呢！

PART 3／大腸

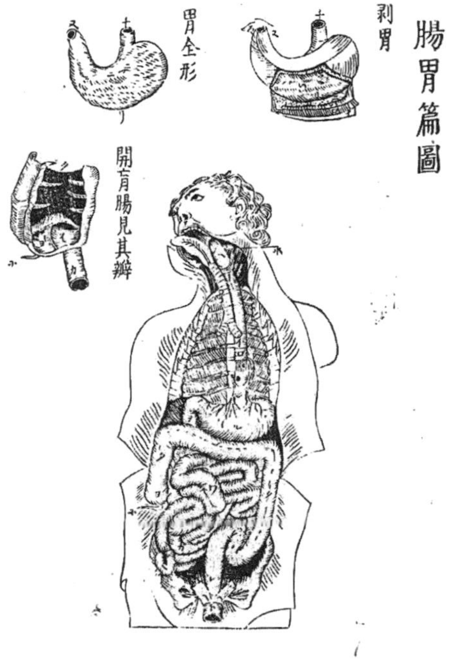

圖 11：人體臟器解剖圖

出處：《解體新書》由杉田玄白翻譯自 Anatomische Tabellen 的荷蘭語本，出版於 1774 年。

圖片來源：U.S. National Library of Medicine

又乾又硬的煩惱——便祕

成年人的大腸約有一百五十公分長，起於右下腹，依序為升結腸、橫結腸、降結腸與乙狀結腸。大腸主要的功能是吸收水分與電解質，並存放待排出的糞便。我們的大腸每天可以吸收一公升以上的水分，由此也不難理解存放過久的糞便會變得又硬又乾。

便祕的盛行率相當高，男女老少都會面臨這樣的困擾。不過還有許多人因為長期便祕早就習以為常，而忽略了這是一個對健康有負面影響的問題。

您可以檢視看看，如果有下列其中一個症狀持續一年以上，或有其中兩個症狀超過十二個星期，就算是便祕了。

在上廁所時平均每四次有一次要竭盡全力才有辦法排出糞便。

在上廁所時平均每四次有一次會排出硬的糞便。

在上廁所時平均每四次有一次上完廁所後，感覺大便還沒排乾淨。

在上廁所時平均每四次有一次在直腸肛門處有阻塞感。

在上廁所時平均每四次有一次需要用手按摩幫忙排便。

一個星期上大號的次數小於三次。

大家可能也都了解便祕的原因，可能是飲食中的膳食纖維不夠或水分攝取不夠，這樣糞便就容易變硬，不好排出。其他像久坐、臥床、缺乏運動、作息顛倒、或活動力降低的老年人等，都是造成便祕的原因。部分藥物的副作用也會導致便祕，諸如鴉片類止痛藥、利尿劑、抗憂鬱劑、抗組織胺、或癲癇用藥，亦可能使腸道的活動力降低。

另外，還有人是因為代謝或內分泌方面的問題，例如糖尿病、高血鈣，或是甲狀腺功能低下同樣會讓腸道蠕動受到影響。當然有個絕對不該忽略的原因，就是腸道內長出腫瘤而造成阻塞。

所以，千萬不要輕忽便祕，假設您的狀況符合上述便祕的定義，請務必找醫師評估。除了初步的問診、肛門指診外，可能還會需要做進一步的檢查，包含下消化道攝影或大腸鏡檢查等，才能排除一些較麻煩的問題。千萬不要為了貪圖方便，自行服用藥物，而錯失治療的好時機。

天天都順暢

便祕當然不是現代人特有的毛病，世界各地的文明都流傳著各式各樣治療便祕的配方，喝蜂蜜水是其中之一。

人類自古就將蜂蜜視為大自然的禮物，從古埃及起養蜂便是門盛行的行業，印度人也視蜂蜜為強身、美容的食物，西方醫學的老祖宗希波克拉底亦曾列出一長串的蜂蜜好處，向大家介紹蜂蜜的療效。相傳蜂蜜水具有潤腸作用，可以改善便祕。

在千奇百怪的配方中，有些讓人欣然接受，有些就令人不敢恭維。像是希波克拉底說，每天用公牛膽囊幫忙按摩肛門兩次，有助於通便；而有人會把蛇蛻下來的皮拿去泡在酒或油裡，再拿蛇皮來按摩腹部。亦有人深信「吃糞排糞」，發生便祕時就喝下一鍋用馬糞熬成的湯，只為了可以順暢排便。在盛行煉丹的年代，各種重金屬都被賦予神奇的療效，因而建議吃下大量的汞、鉛或是黃金，認為這樣就會將糞便趕出體外的呢！

在東方醫學裡，稱便祕為「祕結」，即閩南語的讀音。祕結常被認為是「防瘵過度」，也就是縱慾的結果。會有這樣的想法或許是因為過去的人們觀察到「性」直接關係到「生命的延續」，於是習慣把「性能力」當成「生命力」的展現。由於性器官在體內會藉著膀胱、輸尿管與腎臟相連，所以腎臟當然就被視為性能力與生命力的源頭，而有「**腎主五液，故腎實則津液足而大便滋潤，腎虛則津液竭而大便結燥**」這樣的說法。

古老典籍裡治療祕結的方子可說是多如牛毛，內服、外用、塞肛門都有；能夠刺激腸胃道促進蠕動的植物很多，只要親身體驗試過功效，皆可被當成藥草來使用。

若是藥方無法疏通，醫者也會嘗試較激烈的做法。西元十六世紀的《醫學正傳》[18]裡

18 《醫學正傳》明代虞摶撰於西元一五一五年。

記載了一個嚴重便祕的個案[19]，主角是個男孩，因為連續二十五天沒有排便，而腹痛不已、嚎啕大哭，嘗試過多種藥方皆無法改善。於是醫師便請他喝下「香油一大盞」，可惜從早上等到晚上仍然沒有反應。最後乾脆以小竹筒一個套入肛門，然後請侍婢口含香油，將油吹入肛內。此舉果然奏效，過不多時，男孩排出黑糞一、兩升，大家也鬆了口氣。

除了灌入香油，也有人灌入膽汁來治療便祕。這個方法的歷史更為悠久，西元二世紀的醫家張仲景[20]主張「**以豬膽汁和醋少許，灌穀道中，通大便神效。**[21]」，所謂「穀道」即「五穀殘渣之泄道」，也就是肛門。膽汁灌腸法流傳甚廣，後世醫者也寫下了很清楚的使用步驟，相當淺白好懂，「**用大豬膽一個，以小竹管插入膽內，以線扎定，吹氣令滿，另以線打活結，收住其氣，以竹插入穀道內，解去活結，捏其膽，令膽汁射入腸中，直待氣透，然後去膽，便即通矣。**[22]」

另外有人想從肚皮給藥，西元十五世紀的《奇效良方》[23]中提到，欲治療「**祕結至極，**

19 《醫學正傳》：「予族侄百一通判之子，因出痘大便閉結不通。兒醫云：便實為佳兆。自病至痘瘡癒後，不入廁者凡二十五日，肛門連大腸不勝其痛，叫號聲達四鄰外。醫及予二、三人議藥調治，用皂角末及蜜煎導法，服以大小承氣湯及枳實導滯丸、備急丸皆不效，計無所出。予曰：此痘瘡餘毒鬱熱，結滯於大小腸之間而然。以香油一大盞令飲，自朝至暮亦不效。予畫一計，令侍婢口含香油，以小竹筒一個套入肛門，以油吹入肛內。過半時許，病者自云：其油入腸內，如蚯蚓漸漸上行。再過片時許，下黑糞一二升止，困睡而安。」

20 張機，字仲景，西元一五〇～二一九年。

21 《馮氏錦囊秘錄》，清代馮楚瞻撰於西元一七〇二年。

22 《幼幼集成》，清代陳復正撰於西元一七五〇年。

23 《奇效良方》，明代董宿撰於公元一四七〇年。

昏不知人」的病患，因為無法服藥只好嘗試別的辦法，「用生大螺一、二枚，以鹽一匕，連殼生搗碎，置病者臍下一寸三分，用寬帛緊縛之，即大便。」這個藥方是將生大螺加鹽搗碎然後敷在肚皮上，聽起來實在不甚宜人，應該也沒有實際的功效。

從古至今排解便祕的方法多不勝數，不過我們還是要曉得預防永遠勝於治療。基本上多吃高纖蔬果，都能讓腸道通暢，避免便祕；最重要的是，要盡量維持正常的作息，養成固定排便習慣。身體多活動、亦能間接增加腸胃道蠕動而改善便祕。

目前所使用的緩瀉劑有幾種，有的是高劑量纖維，這些不會被人體消化的纖維，會在腸道內吸收水分而膨脹，大幅增加糞便的體積與軟度，如此便能刺激腸胃蠕動。服用這類藥物時，記得要多喝一點水，讓纖維發揮最好的效果。

有些瀉劑藉由增加腸內的滲透壓，留住水分並同時刺激腸胃道蠕動，改善便祕。有些瀉劑類似腸道的潤滑劑，例如礦物油能軟化糞便，讓糞便易於排出。還有些屬於刺激性瀉劑，可以刺激腸道收縮，加速蠕動。這類藥物也較容易讓患者感到絞痛不適。

便祕並非無關緊要的小毛病，唯有天天都順暢，腸道才會輕鬆無負擔。

無聲無息的大腸直腸癌

人生中無可避免的生老病死常會成為偶像劇裡的關鍵橋段，英俊瀟灑的男主角可能在格鬥、槍戰或車禍中轟轟烈烈地陣亡，而楚楚可憐的女主角們則是罹患某種不知名血液疾病或自體免疫疾病的高危險群。

為何年輕貌美如花似玉的女主角很容易罹患血液疾病呢？

根據很不科學的觀點指出，這是因為罹患這類疾病較能讓女主角在螢幕上維持美麗的形象，所以劇情中較少出現乳癌或大腸癌的安排。

可是啊，千萬別因此而誤以為氣質美女就能與大腸癌絕緣喔。要曉得無論男女，大腸癌都是發生率最高的癌症之一。從平凡的老百姓到位高權重的大人物都無法倖免。

意外發現的腫瘤

一九八一年雷根（Ronald Wilson Reagan）就任美國總統時已經高齡七十歲，不過身高一百八十五公分，體重八十六公斤的雷根總統身體狀況很好。據說，雷根總統每天下午五點，就會走進白宮裡的健身房運動一小時，以維持良好體力。

除了規律運動以外，雷根總統亦接受定期健康檢查。一九八四年大腸鏡檢發現在雷根的大腸裡長出一顆瘜肉，於是醫師用大腸鏡將瘜肉摘除，病理檢查顯示是良性瘜肉。

連任成功後，雷根於一九八五年三月再度接受大腸鏡檢查，醫師發現他的大腸裡又長出新的瘜肉，並計畫將它移除。但是，當醫療團隊於一九八五年七月十二日準備用大腸鏡移除瘜肉時，卻發現了另一顆新的絨毛狀腺瘤！由於絨毛狀腺瘤發生癌化的機率很高，醫療團隊認為用大腸鏡移除並不是個好辦法，便建議動手術切除部分大腸。

總統夫人南西聽到這個壞消息後，立刻求助於星象師，請她算出適合開刀的好時機。可是雷根壓根兒不信這一套，身為病人，他只希望自己不要再經歷一次苦不堪言的腸道準備，因此請醫師隔天立刻替他動刀。

外科醫師花了不到三個小時，便切除了大約六十公分的大腸，並完成接口吻合。術後雷根恢復得很好，在醫院裡待了七天後返家。照顧過他的醫師都說，雖然是高齡七十四歲的病人，不過身體卻好得跟四十歲的壯漢一樣。

醫療團隊召開記者會，向媒體解釋雷根的病情。負責手術的醫師說：「總統先生的癌症僅侷限於大腸壁，沒有擴散出大腸的範圍，亦沒有侵犯到血管或是神經。我們取下了該區域的淋巴結，而這些淋巴結內都沒有癌細胞的轉移。」這些現象都是關於大腸癌的好消息，代表復發的可能性很低。

在手術兩年後，也就是一九八七年，醫師又發現了兩顆新長出的大腸瘜肉，也都利用大腸鏡將瘜肉移除。

雷根可說是很典型的大腸癌病例，反覆長出的瘜肉終於演變成大腸癌。他的遭遇讓大腸癌突然躍升為備受關注的疾病。有間美國的癌症機構就說，過去他們本來平均每天只會接到七通諮詢大腸直腸癌的電話，不過在總統罹癌的消息見報那天，他們接到七十五通詢問電話想了解大腸直腸癌。

美國國家癌症中心的紀錄就更驚人，原本打電話到美國國家癌症中心詢問大腸直腸癌的人數只占總電話比率的四％；在醫師說明雷根的病情後，關心大腸直腸癌的人數暴增到總電話比率的十六％。

在消息公開的頭兩天內，美國國家癌症中心更湧進兩千通電話。除了關心電話變多，接受糞便潛血檢測的人數也增加了，甚至連接受大腸鏡檢查的人數都大幅成長，成長接近三成。

從雷根的故事，我們需要記住幾個關於大腸癌的重點。那就是**大腸癌的發生幾乎不會有任何症狀，縱使身強體壯，也要定期接受檢查**。還有，**大腸瘜肉雖然會反覆出現，不過只要能在早期切除，就能避免演變成大腸癌**。

第一名的癌症

過去在臺灣最常見的癌症是肝癌與肺癌，但隨著生活型態改變，大腸直腸癌每年的新增病人數已經超過一萬例，成為發生率第一名的癌症！

大腸直腸癌的高發生率是全世界共通的趨勢，雖然目前大腸直腸癌是全球第三高發生率的癌症，但其中六成病患存在於已開發國家，看來大腸直腸癌似乎是個時代進步下難以避免的文明病。

大腸直腸癌好發於五十歲以上的族群，男性罹癌的機會高於女性。引致大腸直腸癌的危險因子有很多，飲食、遺傳、瘜肉、腸炎、肥胖、抽菸、喝酒、癌症病史等都存在或多或少的關聯。

現代人的飲食習慣改變，攝取較多紅肉、加工肉類，且容易缺乏蔬菜水果，偏向高脂低纖維，這些因素都會增加大腸直腸癌的發生率。抽菸及過量飲酒這兩種不良生活習慣幾乎可以帶來各種疾病，自然不會缺席。

除了生活型態會影響大腸直腸癌的發生外，大約有一、兩成的大腸直腸癌與遺傳有關。據統計而言，若超過兩名一等親具有大腸直腸癌的話，那罹患大腸直腸癌的機會比一般人高兩、三倍。

另外有種我們稱為「遺傳性大腸瘜肉症」的疾病，會在大腸裡長出大量瘜肉，瘜肉愈多，罹癌的機率也愈高，因此這類患者約占大腸直腸癌患者的一％。

前文有提到，大腸直腸癌的早期幾乎不存在任何症狀，僅能靠定期檢查才有辦法發現。當腫瘤長到一定程度，患者才會察覺異樣，根據大腸直腸癌所在位置的不同，表現出來的症狀也不太相同。

長在直腸的腫瘤會堵住腸道，讓患者感到裡急後重，並排出細長的糞便或便祕。許多老年人常忽視這樣的腸胃道不適，或自行服藥或灌腸，直到完全阻塞、好幾天沒排便、腹脹、嘔吐才就醫。假使拖到這一步才處理，手術危險性會大幅提高，亦更容易併發腎衰竭、肺炎、敗血症等危及生命的問題。

長在升結腸的腫瘤較不會塞住腸道，因為該處的糞便呈液狀，且腸道較寬，能夠容納尺寸很大的腫瘤，所以這些患者往往會以貧血來表現。

若沒有定期檢查，發現的時候癌症可能已經轉移、進入疾病的末期，所以在美國大腸直腸癌是僅次於肺癌的癌症死因，在臺灣則是癌症死因第三位。

但是我們實在無須懼怕大腸直腸癌，因為這已是可以治療的疾病，大腸直腸癌的惡性度相對較低，只要按部就班接受手術切除，再搭配化學治療或放射線治療，多能達到不錯的效果。目前第一期大腸直腸癌的五年存活率可以達到九成以上，第二期約七成，第三期約五成，而第四期則只有一成。由此可知，早期發現對於預後有極大的影響。

千萬要記得，大腸直腸癌並不可怕，可怕的是自我感覺良好而全然忽略了定期檢查的重要性。

定期檢查最重要

每個人到了一定年紀，體內的零件多少都會漸漸故障，因此就要詢問醫師該做哪些檢查。千萬不要抱持「不檢查沒事，一檢查就出事」的心態，而錯失了治療的機會。

在接受檢查之前，務必了解該項檢查可以提供怎樣的資訊，以及存在什麼樣的極限。目前對於大腸直腸癌最主要的有三項檢查，分別是糞便潛血、下消化道攝影和大腸鏡。

糞便潛血檢查

許多人都有個「錯很大」的誤解，認為「血便就是大腸癌」，其實不然。

血便只會出現在較嚴重的大腸癌，早期的大腸癌並不會造成血便，所以才需要做糞便潛血檢查。顧名思義，「糞便潛血」是要檢查糞便裡肉眼看不到的微量血液。絕大多數的大腸直腸癌都沒有明顯的症狀，可能僅在腫瘤表面有斷斷續續的出血，由於出血量極少，所以肉眼無法察覺，僅能靠試劑來偵測。

既然偵測的是血液，當然無法明確區分問題來源，舉凡進入腸胃道的血液都會造成陽性反應，從牙齦出血、到胃癌、大腸癌統統都有可能。所以當糞便潛血反應呈現陽性時，需要一併安排胃鏡和大腸鏡檢查，才不會遺漏其他的疾病。但是偶爾也會有人感到疑惑，既然整個腸胃道都有可能出血，那為何我們只檢查胃、十二指腸和大腸，卻不檢查小腸？

難道小腸不會出血嗎？

的確，小腸當然會出血，不過小腸病灶出血的機會較少，遠少於胃和大腸；另一方面是受限於技術，由於小腸很長又彎彎曲曲，用內視鏡徹底檢查小腸並不太可行。

糞便潛血檢查是迅速、便宜且非侵入性的檢查，所以被許多國家列為大規模篩檢的工具。目前臺灣針對五十歲到六十九歲的民眾，提供每兩年一次糞便潛血檢查。大規模研究顯示約有五％的糞便潛血反應呈現陽性，而需要進一步的檢查。

根據二〇一二年國民健康局的報告指出，臺灣的糞便潛血反應呈現陽性的案例經過大腸鏡檢查以後，可是有高達五成的患者罹有大腸瘜肉呢。

雖然大規模的糞便潛血檢查幫忙找到許多的瘜肉或大腸癌，但我們仍然要提醒大家，糞便潛血檢查有頗高的偽陰性率，只要體內的腫瘤沒有出血，糞便潛血檢查自然就會呈現陰性。所以我們並無法靠著糞便潛血檢查完全排除大腸直腸癌的可能性，必要的時候還得安排後續的檢查。

下消化道攝影

下消化道攝影是利用X光來檢查腸道。可是腸道並無法在單純的X光下顯影，所以需要藉助顯影劑的幫忙。

醫師會請患者先清空大腸的糞便，然後由肛門注入顯影劑，並一邊調整姿勢讓顯影劑能夠布滿整個大腸。接著醫師會灌入空氣，將大腸撐開。

由於顯影劑的密度較高，在X光片下會呈現白色，所以附著於黏膜上的顯影劑就能讓大腸顯像，讓放射科醫師可以順利判讀。

進行下消化道攝影時，有人會感到腹脹不舒服，或者是有想要排便的衝動。但是不舒服的程度有限，是以多數人都不需要麻醉就能完成這項檢查，檢查後也能直接離開。

下消化道攝影的歷史較久，在過去是相當倚重的檢查，不過在大腸鏡進步與普及之後，就取而代之成為診斷大腸直腸癌的主要工具。可是，假若患者無法忍受大腸鏡所造成的不適，那就只好使用下消化道攝影來做診斷。

大腸鏡

想要診斷大腸直腸癌，最準確的方法就是用大腸鏡看個究竟。

大腸鏡屬於內視鏡的一種，可以由肛門進入人體，直接檢視大腸內部。受惠於技術的進步，醫師還可以經由大腸鏡做組織切片或摘除瘜肉，同時具有診斷與治療的價值。一般接受大腸鏡檢查的患者不需要住院，只要稍作休息即可離院。

目前醫師會建議年齡超過五十歲的人，最好能夠每年接受一次大腸鏡檢查；若有大腸直腸癌的家族史，那更應該提早到四十歲或更早就開始接受大腸鏡檢查，盡早切除可能癌化的瘜肉，並依據檢查結果決定追蹤大腸鏡的頻次。

另外，如果有腸胃道出血、排便習慣改變、體重減輕、或是本身帶有瘜肉或腸炎的病史，也要提早接受大腸鏡檢。

除了大腸鏡之外，大家或許還曾經聽過「直腸鏡」和「乙狀結腸鏡」，並且被這幾個名稱給搞糊塗了。其實，這三種鏡檢都是由肛門進入，差別只在於檢查的深度。

直腸鏡只有檢查距離肛門口二十公分以內的腸道，也就是腸道最末端的直腸。直腸往上是乙狀結腸，所以乙狀結腸鏡可以看到距離肛門口二十到六十公分左右的腸道。而大腸鏡的範圍最廣，醫師會將鏡頭從肛門口不斷深入，經過直腸、乙狀結腸、降結腸、橫結腸、升結腸，來到盲腸，總長度約一百二十到一百五十公分。

這麼看來就很清楚，若只做直腸鏡或乙狀結腸鏡的話，就會有超過一半的大腸沒被檢查到，較不保險。畢竟，升結腸惡性腫瘤占了所有大腸直腸癌裡的四成之多。

能夠檢查完整的大腸當然很好，但是伴隨而來的缺點也不容忽視。將這麼長的大腸鏡深入九彎十八拐的腸道，而且得灌入不少氣體撐開腸道，檢查過程肯定有許多的不適與疼痛。部分患者會因為無法承受，而半途中止。大腸鏡檢的時間長短往往因人而異，順利的時候只要二、三十分鐘，若是大腸內需要切除的瘜肉較多，時間就會大幅拉長。

為了降低大腸鏡檢的不適，醫師也可以使用麻醉藥讓患者入睡，此即所謂的「無痛大腸鏡」。麻醉科醫師大多會選擇短效性的麻醉藥，亦不需要插入氣管內管，待檢查結束後，患者就會醒過來。

不過同樣的，有得必有失，麻醉亦有潛在風險，所以務必詳細告知自己的身體狀況及過去病史，諸如心臟、肝臟、腎臟、腦血管方面的毛病，都會增加麻醉風險。

若有服用阿斯匹靈、抗凝血劑也都要和醫師討論，才能決定停藥檢查的時機。

進行大腸鏡檢查還有個非常關鍵的步驟，就是清腸。為了獲得良好的視野，便需要將大腸清得乾乾淨淨；於接受大腸鏡檢查的一、兩天前，醫師會要求患者改採清流質飲食，並服用瀉劑，清除囤積的大便。

最近的研究顯示，在十年內接受大腸鏡檢查的病人可以大幅降低因大腸直腸癌死亡的機會，因為在疾病早期就捉到大腸直腸癌，對預後大有幫助。

肚皮上的開口——人工肛門

治療大腸直腸癌最有效也最重要的方法就是手術切除。在聽到大腸癌手術時，很多患者會直覺地聯想到人工肛門，而產生抗拒的心理。其實這是錯誤的聯想，因為大多數的大腸直腸癌手術，並不會留下人工肛門。

醫師會依照腫瘤的位置選擇不同的術式。腫瘤在升結腸，會做右半結腸切除；腫瘤在降結腸，會做左半結腸切除；腫瘤在乙狀結腸，會做前位切除；這幾項手術通常不需要施作人工肛門。

較可能用到人工肛門的通常是直腸癌患者，因為當腫瘤距離肛門口太近，為了將癌細胞清除乾淨就必須連同肛門一併切除，自然需要在肚皮上做一個人工肛門。不過由於手術器械的進步，醫師能夠在低位完成腸道吻合，所以部分直腸癌的患者也有機會保留肛門，僅需要暫時性的人工肛門。

但是，若患者疏於檢查，直到腫瘤將腸道完全阻塞才就醫，那手術危險性會大幅提升，很多時候也都需要施作人工肛門。雖然聽到人工肛門時，大家常會蹙起眉頭，不過關於人工肛門可也是有著一段饒富趣味的歷史呢。

肚破腸流的意外

古代人的飲食習慣和我們迥然不同，平均壽命也較短，罹患大腸直腸癌的相對較低，不過刀光劍影造成的創傷倒是相當常見。決鬥的紳士或戰爭中負傷的士兵經常被兵刃所傷，而肚破腸流。

翻開過往歷史我們可以發現，中世紀的醫師幾乎沒有能力處理腸胃道手術。面對肚破腸流的傷患，大概只能把掉出來的腸子塞回腹腔，然後縫合肚皮，接下來就只能禱告和等待。想當然耳，多數患者都會在短時間內過世。

到了十八世紀，愈來愈多醫師注重以科學態度來觀察臨床現象，曾經有人留下這樣的記載。當時有位在格鬥中被劃破肚皮的男子，他的腸子穿孔且露出體外，有趣的是這名男子並沒有將腸子塞回去腹腔，而任它留在體表。經過一段時間，這截爆開的腸子竟然與肚皮癒合在一塊兒，外翻的腸黏膜像花朵一般附著在體表成為腸造口，再也沒有縮進肚子裡。

他發現，若摩擦到這截腸造口就容易出血，因此他都用冷水或雪水清洗，讓造口變得蒼白萎縮。另外，他也發現在空腹的時候，肚皮上的造口就會往下陷；而在飽餐一頓後，只要腹部用力，造口就會突起，甚至還能脫出一段小腸。這名男子宣稱可以吃下任何東西，食糜也都能從造口流出，他便與自己的造口相安無事地過日子。

十八世紀時還有個「腸道開口」的案例，那是一位年輕婦人。她遭受野豬撞擊，雖然僥倖逃過死劫，卻在左側腰際多了一個很深的傷口。婦人所吃下的食物約有一半會從這個

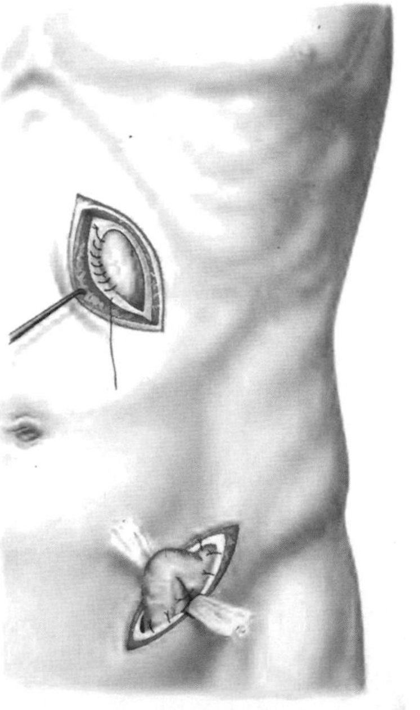

圖14：腸造口的手術方式，西元1898年出版。
出處：Otto Zuckerkandl, Atlas and epitome of operative surgery (The Rebman Publishing Co. Ltd.London 1898).
圖片來源： The Internet Archive

開口流出來，所以只要觀察開口就能判斷她吃了哪些食物。不過，這名婦人仍舊能夠經由肛門排便，也與這處意外形成的腸造口和平共存了好幾十年。

類似的案例讓醫師們發覺，這似乎也是個可行的方法，既然無法修復破損的腸道，便可將它留在體表，如此一來反而可以活命。可惜，十八世紀時外科醫師沒有能力進行腹腔手術，在體表製造腸造口的想法也僅僅是個概念，實際操作的機會少之又少（圖14）。

只進不出的腸道

一七七六年，法國有位紅酒商人覺得肛門附近不舒服，無論坐著、站著，肛門都會愈來愈痛，更麻煩的是他解不出大便，因此求助於一位內科醫師。

內科醫師聽完酒商的抱怨後，先給酒商一些瀉劑。剛開始瀉劑還有些功效，但沒過多久，酒商的症狀又再度加劇，於是內科醫師決定祭出法寶，用大量的水銀來治療便祕。是的，就是水銀。聽起來雖然有點誇張，不過古人相信讓密度很大的水銀進到腸胃道，可以產生推力把塞住的糞便擠出來。這位酒商果真喝下了兩磅重的水銀，卻沒有如願解出水銀，肚子反而越來越脹，人也越來越不舒服。

這位酒商決定拜訪另一位外科醫師，外科醫師從肛門指診發現他的肛門長滿了腫瘤，腸道幾乎完全被堵死，當然排不出糞便。外科醫師告訴酒商，如果想要活命，只剩下一個方法：做人工肛門。

要知道，人工肛門在十八世紀末仍是無比新穎的想法。不過酒商知道自己沒有其他選擇，馬上同意接受人工肛門。這下子換成外科醫師要傷腦筋了，因為他從來沒有開過這種手術。

外科醫師連忙請教外科同行，但其他的醫師們都對人工肛門抱持負面的態度，認為不可能行得通。莫可奈何的酒商詢問其他醫師：「你們有任何救我的辦法嗎？」卻也沒有任何一位醫師敢提出保證。這位酒商倒是看得很開，同意在沒有麻醉的情況下，接受史上第一例人工肛門手術。

外科醫師於酒商的右下腹劃刀，進到腹腔後再切開盲腸，腸道內的糞水馬上像滔滔江水般不斷湧出，彷彿水庫洩洪一般。過沒多久酒商就感覺腹脹緩解，輕鬆了許多。最後，外科醫師將盲腸的開口縫在肚皮上，腸道終於有了一個可以疏通的開口。

即使這個人工肛門的效果很不錯，但外科醫師總覺得似乎有哪裡不對勁。原來啊，從造口流出來的糞水雖多，但之前這名酒商吞下的那兩磅重水銀，卻依舊不見蹤影。醫師沒能找到答案，患者的肚子在手術二十天後再度鼓起，隔沒幾天就命喪黃泉。

為了瞭解死因，外科醫師替酒商屍體進行解剖。解剖結果顯示酒商的直腸癌非常嚴重，已經吃穿了腸壁，而酒商吞下的水銀還停留在小腸，造成腸壁潰爛壞死。總結這些發現，外科醫師認為，死因是嚴重的癌症及水銀造成的腸穿孔，與人工肛門沒關係。換句話說，人工肛門手術成功，這種作法在其他腸道阻塞的病人身上應該是有效且可行的。

除了大腸直腸癌造成的腸阻塞，還有一類病患也亟需人工肛門的幫助，他們是無肛症的患者，這些天生沒有肛門的嬰兒，完全無法排出糞便，幾乎注定了夭折的命運。他們的腸胃道只進不出，腹部會越來越脹，通常都活不過幾天，於是在十八世紀末有位醫師決定替無肛症嬰兒施作人工肛門。這位醫師於嬰兒左下腹劃刀，拉出乙狀結腸，然後打開乙狀結腸並縫在肚皮上。結果人工肛門真的可行，小病人的狀況逐漸改善，腹部也愈來愈消。

沒想到在五天之後，縫在肚皮上的造口卻沉了進去。原來消掉的結腸位置改變，而縮進了肚子裡。醫師再度接受挑戰，把嬰兒的乙狀結腸拉出來，並將一隻短棒穿過結腸下方然後固定在肚皮上，此後腸造口沒再縮進腹腔，而原本必死無疑的小嬰孩也順利長大。

然而這些案例可說是鳳毛麟角，從一八四二年留下的統計資料我們可以知道，二十一位因無肛症接受人工肛門手術的小嬰孩只有四位存活，又八位因腸道阻塞接受人工肛門手術的成年人也僅有五位存活。醫師認為打開腸道會造成腹膜炎，使患者喪命，是以少有外科醫師願意替患者施行人工肛門手術。

生活品質不打折

直到麻醉與無菌技術進步之後，醫師終於可以毫不遲疑地打開腹腔施行各項手術，人工肛門亦成為可行的選項之一。

若癌症長在直腸末端，坐落於骨盆腔很低的位置，切除腫瘤的同時必須犧牲肛門，這時人工肛門就成了必要的手術。醫師會把大腸末端拉到肚皮上做成腸造口，屬於永久性人工肛門。有些時候人工肛門是暫時性的，例如大腸因為受到撞擊、刀傷、槍傷造成穿孔，或是因腫瘤阻塞時，醫師就會建立一個暫時性人工肛門，度過急性期後再動下一階段的手術。

自從人工肛門手術發展的十九世紀末到現在，手術技巧並沒有太大改變，倒是造口護理的方法進步很多。目前有許多醫院還會有負責處理腸造口專業護理師，能夠教導患者照顧自己的人工肛門，只要妥善照顧的話，患者也能無拘無束，擁有良好的生活品質。

PART 4／膽囊

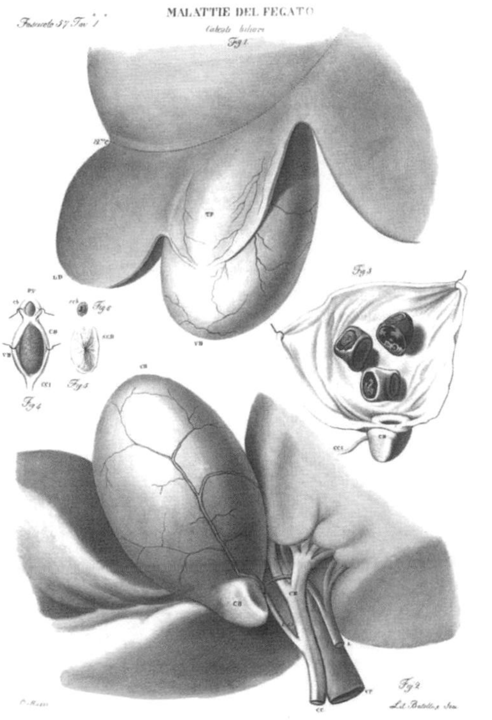

圖 15：膽囊與肝臟的解剖位置，膽囊內有結石，出版於西元 1843 年。

出處：Jean Cruveilhier, Atlante generale della anatomia patologica del corpo umano (V. Batelli, 1843)

吃膽補膽？

羅馬神醫蓋倫[24]認為人體的肝臟很重要，連帶地亦很看重鄰近肝臟的兩個器官：膽囊及脾臟。提倡「體液學說」的蓋倫相信，肝臟會製造「血」，膽囊會製造「黃膽汁」，而脾臟會製造「黑膽汁」。體液若失去平衡，人就會生病。例如黃膽汁過多的人暴躁易怒，黑膽汁過多的人則是陷入憂鬱，所以嘗試用催吐、瀉藥等方法來調整體液。

《黃帝內經》裡提到，「膽者，中正之官，決斷出焉。」這樣的觀念影響深遠，也讓後世把膽與決斷、勇氣給連在一塊兒，而出現諸如斗膽、忠肝義膽、膽小如鼠或「好大的狗膽」等說法。

既然有這樣的聯想，會把動物的膽囊拿來當藥材治心風也就不足為奇了。刊行於十五世紀明代的《奇效良方》有一帖「五膽丸」，配方就是鯉魚膽、雞膽、狗膽、豬膽、羊膽各一個，再加上蛇黃與硃砂，希望可以治療狂走癲癇。

24　蓋倫（Claudius Galenus, c.130 AD - c.210 AD）是古希臘羅馬時代最後一位著名的醫學家。蓋倫一生完成了一百三十本醫學著作，至今還有八十餘本存留，其中最著名的大概是寫於西元一七七年的《論解剖過程》（On Anatomical Procedures）和後來的《論身體各部器官功能》（On the Utility of the Parts），書中闡述蓋倫在人體解剖生理上的許多發現。（參見劉育志、白映俞《玩命手術刀》）。

其中的鯉魚膽在清代《神農本草經》中是如此描述「鯉魚膽：味苦，寒。主目熱赤痛青盲，明目。久服，強悍、益志氣。生池澤。」而且不只有牛膽、熊膽、鯉魚膽，連鼠膽都有人拿來用呢。

或許是因為膽囊小小一顆，內容物的顏色又很特殊，所以才會讓人們出現這麼多的想像。那究竟膽囊的真面目為何呢？

膽囊的真面目

膽囊位在肝臟下緣，以膽囊管連接著總膽管，膽囊體積不大，是個中空的器官，裡頭約可存放三十至五十毫升的膽汁。因為勾踐臥薪嘗膽的典故，大家都曉得膽汁帶有苦味，不甚可口。但是許多人可能不曉得，這些黃棕色膽汁的來源是肝臟，而非膽囊，膽囊只是膽汁的中途休息站。

肝細胞中所進行的化學作用會製造出大量的副產品，其中一種就是膽汁。肝臟分泌的膽汁會先流進膽囊，經過濃縮程序並貯存於膽囊內。當食物進入消化道之後，會刺激十二指腸和空腸分泌膽囊收縮素，促使膽囊收縮，排出膽汁以幫助消化。除了膽囊收縮素之外，迷走神經和胰液分泌同樣能刺激膽囊收縮。

膽汁的成分大多是水，占膽汁總體積的八成以上。其餘的成分有膽鹽、黏液及膽色素。膽鹽的功能是讓脂肪乳化，因為膽鹽構造為一端親水一端疏水，類似介面活性劑，能夠使脂肪與消化液充分混合。如此一來，胰脂肪酶才能開始作用，將脂肪分解三酸甘油脂，並進一步將三酸甘油脂切成脂肪酸及單酸甘油脂，方便小腸絨毛吸收。

假若沒有膽鹽的協助，那大部分的脂肪就會浮在液面上方，而無法被分解，也無法被小腸吸收，最後隨著糞便排出體外，這種狀況被稱為脂肪瀉痢。患者排便後會見到馬桶的液面上浮著一層油脂，且糞便呈現灰白顏色。

千萬不要以為吃進去的脂肪都隨著大便排出體外是件很棒的事喔！雖然過多的脂肪會讓我們發胖，但人體仍舊需要足夠的「必要性脂肪酸」及各種「脂溶性維他命」才能正常運作。若腸道完全不能吸收脂肪的話，也是會帶來營養不良的困擾。

另外，膽鹽還可以殺菌，破壞食物中的微生物，並平衡胃酸帶來的酸性環境，是膽汁中除了水之外最主要的成分，約占了膽汁總體積的一成。完成消化任務後，大部分的膽鹽會於末端迴腸處被小腸吸收。

至於決定膽汁顏色的是膽色素。膽汁內的膽色素以膽紅素為主，膽紅素是人體代謝紅血球後出現的產物，萬一鬱積於體內的話會對大腦和神經組織產生傷害。所以經由膽汁分泌將膽紅素排出肝臟，是相當重要的代謝管道。假使膽道阻塞使膽汁鬱積，膽紅素便會沉積於皮膚、鞏膜，讓患者出現黃疸。除掉膽汁的膽囊大概就是黏膜、漿膜與肌肉組織，其實並沒有什麼特殊的地方。**是以，吞下動物的膽，除了苦澀之外，應該不會有療效，而膽囊與膽量之間當然也沒有任何關聯。**

體內的寶石——膽結石

古老印度稱人的遺骨為「śarīra」，包括牙齒、碎骨、髮、爪、灰，也就是所謂的「舍利」。經過千百年的口耳相傳及神話演繹，舍利漸漸被賦予了無上尊貴的神性。大張旗鼓築塔供養，奉舍利、迎佛牙是常見的宗教活動，許多人相信供養舍利可以積功德、受庇祐，甚至可以求財、求運、求長壽。「假舍利之名，行牟利之實」的狀況多不勝數，在拍賣網站上還能大把大把地販賣呢。

其實，在人體內出現各式各樣的「寶石」並不罕見，亦可說相當常見。想想看，蚌類可以生珍珠，那麼人體內自然也能見到由各種結晶所沉積而成的「寶石」。這些個寶石能生成於膽道、膽囊、尿路或軟組織中。寶石的成分各異，也可能導致不同的病痛。

小石頭大麻煩

膽囊結石應該是最普遍的結石。早在製作木乃伊的年代，古埃及人就曾描述過膽結石的存在。但是，當時大家僅知道膽囊裡頭有石頭，並不曉得這個小東西會造成什麼麻煩。

解剖學之父維薩里是首位將膽結石與疾病連結在一起的醫師。維薩里知道若體內結石作怪，會使得人生病不適。可是又要到了十七世紀，醫界才漸漸將皮膚顏色變黃、小便顏色變深、大便顏色變得灰白等症狀，與膽結石聯想在一起。

不過即使醫師知道結石是造成病痛的兇手，卻無法提供任何有效的治療。那時候的醫師曾說：「看來沒有藥物能夠溶解這些膽結石。就算病人黃疸減輕了，膽結石還是會很快地捲土重來，再度造成病人不適與死亡。」膽結石如同惡名昭彰的兇手，不斷犯案卻能夠繼續逍遙法外。

十八世紀，有位患者嚴重腹痛，而且在右上腹有明顯的突起與壓痛，當時的外科醫師就從這裡下手，想引流腹內膿瘍。沒想到切開之後流出來的不是乳白色膿瘍，而是黃色的清澈液體。

醫師想了一想，才突然開竅：「這該不會就是膽汁吧！」接著又有一顆顆的小石頭隨著膽汁流了出來，讓醫師更加肯定自己的判斷：「病人肚皮上的突起就是被膽結石阻塞而腫脹的膽囊。切開之後，便流出膽汁和膽結石！」這位醫師也推論：只要能把膽汁引流到腹腔外，或許可以緩解病情，拯救性命。

可是，並非每個膽囊炎發作的病人，都會在右上腹出現凸起。想要如法炮製引流膽汁，實在可遇不可求。因為沒有太多的機會與膽結石正面對決，所以直到十九世紀中葉，醫學界仍然將膽囊發炎視為致命的疾病。（圖16）

膽結石的由來

大家肯定很好奇，膽結石是如何產生的呢？

一般而言，膽結石分成兩類，第一類屬於膽固醇結石，主要成分是膽固醇，占了重量的七、八成，外觀呈現黃色或黃綠色。由於膽囊本身具有濃縮膽汁的功能，於是有人推測，濃稠的膽汁、膽固醇濃度過高、膽囊的收縮能力較弱、膽汁滯留，都可能使患者的膽汁產生結晶，形成膽結石。

膽固醇結石的生成與一個人的年紀、性別、種族、遺傳有關，肥胖或糖尿病亦會增加膽結石的發生率。醫學上常用四個F來描述膽固醇結石的好發因子分別是：Fat（肥胖的）、Forty（年齡大約四十歲）、Fertile（還未停經的）、Female（女性）。

另一種結石屬於膽色素結石，這類結石較膽固醇結石少。膽色素結石裡的膽固醇含量少於兩成，大部分是由膽紅素和鈣鹽組成，所以顏色很深，經常是黑黑小小的石頭。會讓膽汁中膽紅素上升的疾病，像是溶血性貧血，就會增加膽色素結石的發生機率。其他如肝硬化或膽道發炎也容

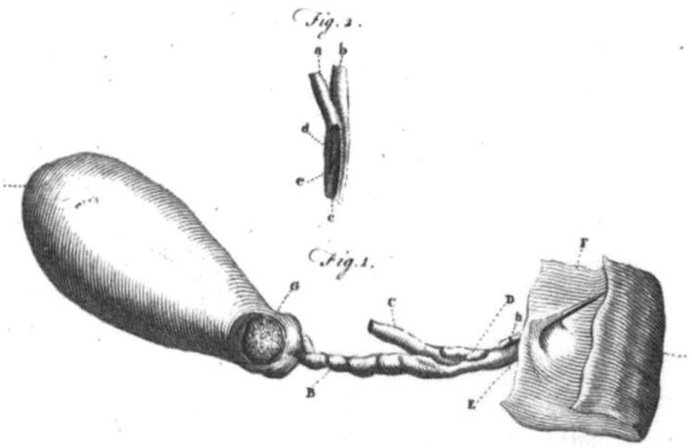

圖 16：膽結石與膽囊的解剖構造，出版於西元 1757 年。

出處： Thomas Coe, A Treatise on Biliary Concretions: Or, Stones in the Gall-bladder and Ducts (Londres: D. Wilson, 1757).

易導致膽色素結石。

有些膽結石是兩種結石的混合型，成分組成差異很大。膽結石的尺寸與形狀更是千變萬化，有的像細沙，有的像小石子，也有的像高爾夫球或雞蛋一般又圓又大。不過，千萬別誤以為越大顆的石頭越嚴重喔，在體內惹是生非的，常常都是小尺寸結石。因為膽囊收縮時，小顆的結石會隨著膽汁進入膽道系統，若是卡在膽囊管、總膽管或胰管內就會造成阻塞。當結石卡在膽囊管裡，膽汁無法排出，過大的壓力使膽囊發炎。當膽結石卡在總膽管或胰管內，那就會引發膽道炎或胰臟炎，這兩者會帶來更複雜的問題。

膽囊發炎的早期，患者會感到右上腹悶痛或絞痛。通常發生在飯後幾個小時內，膽囊開始收縮的時候最為明顯。當膽囊腫脹發炎的時候，連深呼吸都會很不舒服，疼痛還可能延伸至右肩。緊接著患者將出現發燒、畏寒或黃疸的症狀。

診斷膽結石較好的工具是腹部超音波，腹部電腦斷層也有其診斷價值。在確定診斷之後便可以安排後續治療。

急性膽囊炎發作時，若狀況許可醫師多會建議手術切除，及早手術才可一勞永逸，亦能減少手術的併發症。接下來我們就來談談膽囊切除術吧！

膽囊切除術

在前文裡我們談到，十九世紀時醫師已經曉得膽結石會引發膽囊炎，卻束手無策。雖然曾有醫師成功地打開膽囊引流出鬱積的膽汁，但成功的案例少之又少，膽囊炎依舊是個致命的疾病。

到了一八八〇年代外科手術大爆發，有位名為蘭根巴赫[25]的德國醫師替膽結石的治療做出劃時代的改變。

二十三歲的蘭根巴赫從醫學院畢業後，馬上加入普法戰爭，於戰場上治療各種創傷，引發了他對外科的高度熱忱。離開戰場的蘭根巴赫醫師，手術的技巧與觀念已站在同輩前端並受到肯定，年僅二十七歲就接掌了德國柏林某間醫院的外科部門。

從蘭根巴赫醫師於外科醫學會上所報告的內容，我們就能了解他的涉獵有多麼廣泛，他曾經報告自己切除腎臟、喉頭、脾臟和關節的經驗，甚至他還是少數敢打開病人胸腔，研究主動脈破裂的醫師之一，是個勇於挑戰、勇於面對困難的強者。最後讓蘭根巴赫醫師名留青史的，是膽囊切除手術。

25 蘭根巴赫（Carl Langenbuch，August 20, 1846 - June 9, 1901）。

那時候蘭根巴赫醫師已經擔任外科主任超過十年，精湛的手術技巧早已名揚四方。不過，蘭根巴赫醫師還是會遇到自己無法處理的問題。有次一位醫院裡的同事因為膽結石引發了膽囊炎及敗血症，即使蘭根巴赫醫師曾替他引流膽汁，但很快地死神依舊帶走了這位同事。

釜底抽薪的妙方

回顧這位朋友的死亡，蘭根巴赫醫師相信，應該要找出比「替膽囊打洞引流」更積極的做法。蘭根巴赫醫師觀察到大象和馬都沒有膽囊，代表膽囊並非讓生物體活命的必要器官，於是心裡盤算著若把病人整個膽囊都拿掉，似乎就是根治膽囊炎的終極作法。蘭根巴赫醫師開始於屍體上嘗試取下膽囊的手術技巧，經過幾個例子的練習，蘭根巴赫醫師很有信心，認為膽囊切除手術應該可行。現在，只差實際運用到人體身上了。

其實，早在十八世紀就有醫師用貓和狗做實驗，證明移除貓、狗的膽囊不會對生命造成威脅，既能移除所有的膽結石，更不用擔心出現膽囊炎，而且手術本身亦沒有留下什麼後遺症。可惜，這項研究沒沒無名，多數當代的教科書從未提及，即使經過一百多年，仍不曾有醫師於人類身上實現將膽囊切除的想法。

蘭根巴赫醫師沒等太久，就遇到了適合實現膽囊切除術的病人。患者是位四十三歲的政府官員，自從十六年前開始就經常出現腹痛，每次發作都痛得死去活來，且會併發黃疸。

這個問題每幾個月就會發作一遍，有時還會痛到暈過去，甚至得靠嗎啡度日。幾年下來，這位政府官員的體重已經降到三十五公斤。醫師們對於他的病痛全然莫可奈何，僅能建議患者去泡泡溫泉、身心放輕鬆。

當這名政府官員求助於蘭根巴赫醫師時，每天都會發作兩次劇烈腹痛，也吐得很嚴重。眼看生命正迅速流失，蘭根巴赫醫師相信，切除膽囊才是根本的解決方式。一八八二年七月十五日，蘭根巴赫醫師施行了這個前所未見的劃時代手術。

蘭根巴赫醫師先從腹部中線劃下縱向切口，再橫向切開腹直肌，製造出一個倒T型長度接近三十公分的大切口。穿過皮膚、肌肉、筋膜之後，蘭根巴赫醫師打開患者腹腔，先推開擋住視線的肝臟，用左手握住膽囊，蘭根巴赫醫師的右手拿著一把刀，將膽囊與其他組織分離，直到看清楚膽囊管的位置。

蘭根巴赫醫師選擇用不可吸收的絲線結紮膽囊管，並對在場觀摩的醫師強調，絕對不能用可吸收的羊腸線處理這個部位。當蘭根巴赫醫師將膽囊管綁緊後，他並不急著截斷，而是先將膽囊與肝臟分離，最後再截斷膽囊管，取出膽囊。在現有的手術紀錄裡，蘭根巴赫醫師沒有提到如何處理膽囊動脈，也沒說明當時總膽管的狀況。無論如何，手術順利結束了。當蘭根巴赫醫師檢查切下的膽囊時，發現這個膽囊壁非常厚，確實是反覆發炎的結果，在膽囊裡頭藏有兩顆小石頭，正是擋住膽囊管的元兇。

手術隔天，這名政府官員已經好端端的坐在床上抽雪茄，沒有抱怨傷口疼痛，也不再持續嘔吐，只是喊著肚子好餓，想要吃東西。解除病痛的他食慾大進，在住院期間體重就增加十三點五公斤。

看到病人恢復良好，蘭根巴赫醫師更堅定自己的信念：「切除整個膽囊，才是治療膽結石及膽囊發炎最好的方法，因為，膽囊不僅藏有膽結石，應該也是形成膽結石的元兇，必須要一併移除，才不會留在體內繼續作亂。」

隔年的外科醫學會，蘭根巴赫醫師已經累積四例膽囊切除的經驗，並做出鏗鏘有力的報告。可惜，當時的與會者對這項手術完全不感興趣，自然就無法將如此創新的想法推廣到整個醫學界。蘭根巴赫醫師轉往英國報告膽囊切除的經驗，卻遭英國的外科權威批評這種手術非常荒謬可笑。美國的醫學期刊亦僅有蜻蜓點水式地談到膽囊切除術，沒能激起更多漣漪。

然而，蘭根巴赫醫師依舊非常堅持自己的判斷，相信對於受到膽結石、膽囊炎困擾的患者，用手術將膽囊整個切除才是最好的選擇。不過，這又是等到蘭根巴赫醫師死後二十年，膽囊切除術才被認可為治療膽囊炎的黃金準則。除了膽囊切除術之外，蘭根巴赫醫師也曾提出了關於膽管取石、膽管腸道吻合等多項術式。

談到蘭根巴赫醫師之死，我們不禁又要感嘆老天捉弄。這位外科大師於外科醫學會上發表的最後一次演說，是講述如何用手術治療腹膜炎，沒想到三個月後，蘭根巴赫醫師就死於因闌尾破裂引發的腹膜炎。

還記得在介紹小腸時，我們曾討論過艾森豪總統的腸阻塞嗎？其實啊，在動完腸阻塞手術十年後的某一天，艾森豪於進食後腹痛發作，並伴隨著打嗝、腹脹等不適，當時的醫師透過影像學檢查判斷問題是由膽囊結石所引起，於是艾森豪接受了膽囊切除手術，取下來的膽囊裡有十六顆膽結石。術後的艾森豪總統維持一貫的硬漢作風，手術隔天即下床走路，所以很快地便恢復進食。這回手術的傷口沒有感染，算是他所接受的幾次手術中最順利的一段。

膽囊切除手術是治療膽結石的一大創舉，徹底阻止了膽結石這個惡名昭彰的連續殺人犯。到了二十世紀末，醫學界又迎接了另一項新的創舉，就是利用腹腔鏡施行膽囊切除術，其中的轉變為何，就讓我們繼續看下去。

宛若戲法的手術

史上第一台膽囊切除術的傷口是個倒T型，長度接近三十公分。這樣大的傷口在當時並不算稀奇，過去的外科醫師習慣在病人身上劃下長長的刀口，因為傷口愈大，視野越好，既能看得清楚，又較方便進行切割、綁線及縫合等動作。但是傷口越大往往對患者越不利，因為傷口越大，患者術後就得承受更多疼痛，也更難下床活動。

現在我們所熟悉的腹腔鏡手術起步非常緩慢，因為腹腔鏡手術所使用的器械與傳統手術迥然不同，而且還需仰賴好的光源及影像系統。

早期的腹腔鏡，只能看、不能動手，唯一的用途是讓外科醫師檢視腹腔內的狀況，看看有沒有需要開刀解決的問題。

最早大量運用腹腔鏡進行手術的人是德國婦產科醫師席姆醫師[26]。席姆醫師對機械很有興趣，自己設計出各式各樣細細長長能夠伸進腹腔進行綁線、燒灼、止血的工具，成功地運用腹腔鏡完成切除卵巢、子宮肌瘤及輸卵管等各項手術。到了一九八〇年，席姆醫師甚至撈過界，做了史上第一例腹腔鏡闌尾切除手術。

26 席姆（Kurt Karl Stephan Semm, 1927-2003）。

對於席姆醫師的創新之舉，醫界的噓聲是遠遠多於掌聲，不論是外科或婦產科界的大老們均是毫不留情地打壓席姆醫師，剝奪他於醫學會發聲或發表論文的機會。倒是有位名為艾力克・慕赫[27]的德國一般外科醫師因此受到啟發，鎖定膽囊為目標，希望利用腹腔鏡完成膽囊切除手術。

大醫師，小腦袋

慕赫醫師仔細構思，考慮要從那些地方下刀、該使用哪些器械、該避開那些構造，最後又該要如何從小小的切口取出膽囊。這些都不曾記錄於教科書中，僅能在自己的腦海裡演練。

經過一次又一次的推演，慕赫醫師於一九八五年九月完成了史上第一例腹腔鏡膽囊切除術，過程花了兩個小時。慕赫醫師發現，比起傳統膽囊切除術，接受腹腔鏡膽囊切除術的病人術後恢復快上許多。

慕赫醫師非常開心，持續進化自己的手術技巧，並調整切口位置，迅速累積九十四個實戰經驗。可惜，當慕赫醫師公布自己傲人的手術經驗時，竟被外科同行嘲笑。要知道，如同獵人喜歡藉由獵捕大型動物來證明自己的能力一般，過去的外科醫師也有「Big wound,

27 艾力克・慕赫（Erich Mühe，1938-）。

big surgeon.（大刀口，大醫師）」的觀念，往往會自豪於自己所創下的大刀口。當他們聽到慕赫醫師使用腹腔鏡開刀時，非常不以為然，刻意挖苦地說，「Small brain, small wound（小腦袋，小刀口）」，嘲諷慕赫是小腦袋的蠢人。

要讓別人願意揚棄舊觀念，並接納新思維，無論在任何時代都是困難重重。幸好在這個時候，法國也有一位醫師正慢慢體會到腹腔鏡手術所帶來的好處。

穆雷特醫師[28]於法國里昂開業，並與一位婦產科醫師共用開刀房，彼此都有機會用到對方的手術器械。穆雷特醫師對於當時專屬於婦產科的腹腔鏡很有興趣，於是借用腹腔鏡來做檢查或切除闌尾。

有回穆雷特醫師收治了一位婦女，準備用腹腔鏡來解除下腹的沾黏。這名婦人提到自己患有膽結石，偶爾都會發作，於是希望穆雷特醫師替她一併解決。從未執行過腹腔鏡膽囊切除術的穆雷特醫師不置可否，僅回答病人說自己會嘗試看看。

手術開始後穆雷特醫師先替病人解決下腹部的沾黏，然後再轉往上腹部處理膽囊。由於從未施行過，也沒看過任何人這麼做，穆雷特醫師僅能憑著自己的真功夫，在手術過程中見招拆招，終於順利拿下膽囊，於一九八七年意外成為法國用腹腔鏡切除膽囊的第一人。

雖然整個手術僅耗時兩個半小時，但手術結束後穆雷特醫師整個累癱了，感覺自己在體力上和心智上都到達了臨界點。穆雷特醫師有點懷疑下次還要不要做同樣的事。

---

28 穆雷特（Philippe Mouret, 1938-2008）。

不過，一切的懷疑於穆雷特醫師巡房時就有了答案。當穆雷特醫師走到婦人的病床邊時，發現她已經換下病人服，正氣呼呼地整裝準備離開醫院。

「怎麼了？有什麼不對勁嗎？」穆雷特醫師問。

病人用凶狠的語氣質問穆雷特醫師：「你不是說要幫我拿掉膽囊？怎麼沒有做？那我不是白白接受麻醉了嗎？」

聽完這句話，穆雷特醫師不禁哈哈大笑：「我真的幫你拿掉膽囊了！你不相信啊！」

「真的嗎？那為什麼我感覺好像沒開過刀一樣？而且只有小小的傷口，又不會痛……」病人狐疑地說。

穆雷特醫師耐著性子跟婦人解釋，而他的內心正在呼喊：「這就對了！我要繼續做這樣的手術！既可減少疼痛，又能讓病人迅速回到日常生活！」

爾後，只要一逮到機會，穆雷特醫師就用腹腔鏡替患者解決膽囊炎或膽結石。不過，穆雷特醫師知道醫學界還無法接受如此先進的做法，所以身為開業醫師的他並沒有打算將這個創舉寫成論文發表。雖然他沒有發表自己的經驗，但如此巧妙的手術還是被傳開了。

橫掃醫界的法國連線

有位曾見識過穆雷特開刀的護士換到巴黎的醫院工作，那家醫院裡有位外科醫師名叫杜伯[29]，杜伯對自己的刀法相當自豪，認為自己可以用「史上最小的傷口」來完成膽囊切除術。那料新來的護士毫不留情地戳破了他的洋洋自得，並告訴他，有位穆雷特醫師可以用腹腔鏡取出膽囊。

被嗆聲的杜伯醫師當然不甚愉悅，但他還是聯絡上穆雷特醫師，且從剪輯的手術影片中看到了嶄新的手術境界。杜柏醫師一頭栽進腹腔鏡手術從頭學起，他的熱情還引起一位外科教授的注意。後來三名醫師共同製作影片，於美國及歐洲的醫學會上播放。

這些宛若戲法的手術影片，徹底吸引了外科醫師的目光。據說，當時連男生廁所裡都有轉播，而上廁所的醫師們全都看呆了，捨不得離開，一度還造成廁所大塞車。這三名醫師創造出被稱為「法國連線」的改革旋風，他們製作完整的手術影片，讓外科醫師們眼見為憑，成功說服大家這是可行的手術方式。

腹腔鏡膽囊切除手術的旋風迅速席捲醫界，在短短幾年內就被認定是治療膽結石的最佳選擇。腹腔鏡膽囊切除術的大成功，也讓微創手術漸漸成了手術台上的主流。

沒有膽的日子怎麼辦？

在臺灣每年約有一萬二千人接受腹腔鏡膽囊切除，是非常普遍的手術。接受手術之前，

29　杜伯（Francois Dubois）。

最常提出的疑問就是：「沒有膽會怎麼樣？」

如前文所述，膽囊和勇氣無關，切除膽囊並不會讓人變得懦弱怕事。膽囊的功能是濃縮和儲存膽汁。剛由肝臟分泌出來的膽汁較稀，而膽囊會吸收膽汁中的水分和無機鹽分，濃縮至原始濃度的四到十二倍。直到食糜進到十二指腸，受到訊號刺激的膽囊便會收縮、釋放膽汁。

膽囊被切除後，肝臟分泌的膽汁沒有地方存放，大量未經濃縮的膽汁會進入腸道，也可能影響膽鹽的代謝與吸收。若是未被迴腸吸收的膽鹽進入大腸，便會刺激並增加大腸的蠕動及水分分泌，作用類似瀉劑一般，讓病人出現腹瀉的狀況。但是腹瀉的狀況因人而異變化很大，有的報告說每三個病人就有一個，有的報告則說每一百位患者才有一位。

通常醫師會建議患者避免食用含有大量咖啡因、奶類、太油或太甜的食物，都能減少腹瀉的發生。不過，就算發生腹瀉也無須擔心，因為大多數人會在短時間內適應，漸漸恢復正常。

相較於可能致死的膽囊炎，膽囊切除的後遺症可說是相當輕微，稍作衡量，便能理解這個手術的價值，也更加感念外科前輩們的大膽與巧思。

PART 5／肝臟

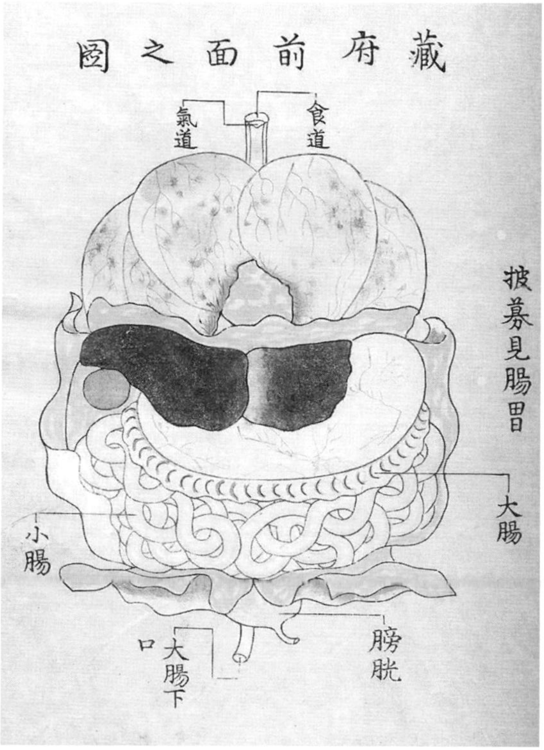

圖 19：人體臟器解剖圖
出處：河口信任，《解屍編》，西元 1772 年。
圖片來源：U.S. National Library of Medicine

擁有再生的力量

古希臘神話裡，普羅米修斯看到人類生活困苦，就從天神宙斯那兒偷了火種送與人類，也因此受到宙斯懲罰。宙斯將普羅米修斯囚禁在高加索山的大石頭上，每天會有一隻飢腸轆轆的老鷹出現，前來啄食普羅米修斯的肝臟，而普羅米修斯的肝臟能夠一夜再生，老鷹就有源源不絕的食物，也讓普羅米修斯承受無止盡的煎熬。

古代中國亦曾流傳這麼一則關於肝臟的故事：有個小男孩救了尾小蛇後，與小蛇成為好朋友一同長大。某日男孩的母親生了病，大夫說要用蛇肝入藥才能根治。正在煩惱之際，他那長成大蛇的朋友為了報答恩情，於是同意男孩進到自己的體內割取肝臟。男孩割取一小片肝拿回家治母親的病，而大蛇的肝也慢慢復原。

母親的病雖然痊癒了，但是男孩怕母親的病復發，便再度說服大蛇讓自己取肝。這一回，男孩進到大蛇體內貪心地切下大片大片的蛇肝，劇烈的疼痛讓大蛇閉上嘴巴，男孩當然也沒有再出現過了。

由這兩段故事裡我們可以猜測，古老的祖先們或許已經發現肝臟的特殊能力——再生。**肝臟不但是人類體內唯一具有再生能力的器官，也是最大、最重的器官**。古代醫者亦將肝、心、腦視為身體最重要的三個部位。

從巴比倫、希臘到羅馬，人們會宰殺祭祀神明用的山羊或綿羊，然後取出牠們的肝臟，試圖從肝臟的紋路尋找神諭。

人肝也曾經被當成藥物來販售，古時候的日本人相信人肝是治療梅毒和肺結核的萬靈丹。但是人肝要從哪裡取得呢？

「山田淺右衛門」是日本幕府時代的試斬者，在執行死刑之後擁有取出死者內臟的權利，於是等同擁有了獨家「貨源」。山田淺右衛門以祖傳祕技製成的鹽醃漬死刑犯肝臟，並高價出售，據此獲得豐厚的收入。這樣的作法直到十九世紀末才被廢止。

有「羅馬神醫」稱號的蓋倫從動物實驗的結果推論人類肝臟有五葉，並且認為，「肝與胃會距離如此近，是要靠著吃下肚的食物溫暖肝臟，讓肝臟行使最重要的功能——製造血液。」蓋倫的學說誤導了後世追隨者一千多年，直到文藝復興時期解剖學家維薩里才勇敢地糾正這個離譜的錯誤！

任勞任怨　無可取代

肝臟外型表面平滑，邊緣扁薄尖銳，位於右側橫膈膜的下方，是人身體裡頭最大的器官，重量大約是體重的二%左右，在成年男性身上可能達到一．五公斤重。有兩條重要的血管會帶著血液進到肝臟，一是攜帶充氧血的肝動脈，另外一條是攜帶腸胃道營養的肝門靜脈，血流量相當豐沛。

肝臟會產生膽汁，膽汁的功能是乳化脂質，以利脂肪被胰液分解。從肝細胞分泌出來的膽汁會流經密密麻麻、像樹枝一樣的膽道系統，來到總肝管，而總肝管與膽囊管會合後稱為總膽管，膽汁就是從總膽管進入十二指腸。肝臟形成膽汁後，有些會直接流進十二指腸，有些則先存放於膽囊中，待進食之後再送入腸道。

十九世紀中葉，現代生理學的奠基者伯納德[30]是發現肝臟會「貯存」肝醣的第一人。肝臟可以貯存也能將肝醣分解成葡萄糖，在需要的時候釋出到血液中調節血糖。脂質的代謝同樣需仰賴肝臟，肝臟能製造膽固醇，亦能分解脂肪形成三酸甘油脂。另外肝臟所製造的蛋白質更是人體所不可或缺的重要產物。

你瞧，對於醣類、脂質和蛋白質三類人體不可或缺的元素，肝臟皆扮演了重要的角色。肝臟還會貯存其他許多物質，包含人體的維生素A、維生素D、維生素B_{12}、維生素K，以及銅和鐵都存在肝臟。

除了養分的代謝之外，許多種凝血因子亦是由肝臟合成製造。所以肝硬化患者的凝血功能也會出現異常。

看到這裡，相信大家會覺得肝臟實在是忙翻天了，可是，還有喔，肝臟還得負責分解

30 伯納德（Claude Bernard，12 July 1813-10 Febrary 1878），法國生理學家。

部分藥物或毒素。

肝臟所負責的生理機能相當複雜，因為太過複雜，所以目前仍無法透過人工方式，有效地取代肝臟功能。不像呼吸衰竭時，可以仰賴呼吸器維生；或腎臟衰竭時，接受血液透析便能夠長期存活；而心臟衰竭時我們亦有左心室輔助器或葉克膜等維生裝備。當肝臟衰竭時，除非做肝臟移植，否則只有死路一條。

B型肝炎及C型肝炎等慢性肝炎會漸漸導致肝硬化，但最最常見的可是酒精性肝炎，即牛飲貪杯的代價。肝臟它本身不疼不癢，很容易就會被忽略。直到肝臟機能惡化到出現黃疸、腹水、食道靜脈瘤等症狀時，大多已經難以挽回。

我們的肝臟體積很大，天生就預留了相當比例的儲備功能，只要不過度破壞，絕對綽綽有餘。想要保護肝臟的唯一方法就是少吃藥、少喝酒，盡量減少不必要的負擔，千萬別吃一堆號稱可以護肝的補品、藥酒，那會適得其反喔。

吃肝補血？

常聽人家說，「欠血」要吃豬肝，這說法究竟是道聽塗說？還是有憑有據呢？其實，說來挺讓人吃驚，當年用科學實驗證明「吃肝臟可以改善貧血」的三位學者，可是因此拿下諾貝爾生理醫學獎呢！

十九世紀中期的醫師指出，有種很「惡性」的貧血，患者幾乎是必死無疑。由於不曉得這種貧血的病因，醫學界直接將其冠上了「惡性貧血（pernicious anemia）」的封號。

透過解剖，醫師發現那些因「惡性貧血」而死亡的患者，似乎都患有胃部疾病。但是究竟要如何判別胃病和貧血這兩者之間，孰是因，孰是果呢？

有位醫師是這麼做的，他取下死於惡性貧血患者的胃部腺體，然後泡在水及鹽酸的混合液中十二小時，接著將十五克煮熟的蛋放入混合液中。經過九個小時後，醫師發現那些蛋完好如初。這位醫師另取下其他屍體的正常胃腺體，重複同樣的實驗步驟作為對照組。這回經過九個小時之後，那些煮熟的蛋已被消化殆盡。所以呢，醫師判斷，這群惡性貧血患者的胃部，必定欠缺了分泌某種消化液的功能。

後來，醫師從惡性貧血患者身上取得胃液樣本作分析。結果發現惡性貧血患者胃液中的鹽酸成分很低，甚至低到幾乎為零的程度。究竟惡性貧血的病因是什麼，會讓胃液成分出現如此劇烈的變化呢？

人類於十九世紀末期剛開始認識細菌，那時候科學家認為所有的疾病可能都是細菌引起的。想當然耳，在研究惡性貧血的病因時，科學家也從細菌著手，可惜後來無功而返。

到了二十世紀初，科學家從白鼠實驗中發現維生素A和維生素D對動物的影響，營養學逐漸嶄露頭角，愈來愈多科學家注意到缺乏某些營養素時，亦能使人類生病。

其實這種說法並不算新穎，早在幾千年前，老祖宗就相信吃不一樣的東西，會影響血液的成分。不過時代改變了，科學家需要尋求科學證據，把確切的成分找出來。

逃出鬼門關的患者

這段時間裡第一位對惡性貧血有貢獻的醫師叫做惠普爾[31]。惠普爾醫師畢業於名校，早年於約翰霍普金斯醫院實習時，受教於當時病理科權威惠勒醫師，打下紮實的研究基礎，年紀輕輕便已經發現一種腸胃道脂肪沉積的疾病，後世將此病稱為惠普爾氏疾病以資紀念。

惠普爾醫師想要了解食物能不能治療貧血，於是他先從靜脈抽掉實驗小狗的血液，讓小狗處在貧血的狀態，然後再餵小狗吃不同的食物。經過多次實驗，惠普爾醫師證明了吃

31 喬治．惠普爾（George Hoyt Whipple, 28 August 1878 - 1 Febrary 1976）。

肝臟、腎臟及其他的肉類食物會刺激骨髓內的紅血球生成，有助於改善貧血，而且其中效果最顯著的，就是食用肝臟。

第二位對惡性貧血有貢獻的醫師叫做米諾特[32]。生於波士頓的米諾特從哈佛醫學院畢業後，投注心力鑽研各種血液方面的疾病，成為一位血液科專家。可惜那時候許多血液方面的疾病都無法治療。有次米諾特很坦白地告訴一位惡性貧血的患者說：「很抱歉，目前醫學對惡性貧血並沒有任何解決方法，活命的機會相當渺茫。」

這消息對罹患惡性貧血的患者來講真是青天霹靂，失望哀傷之餘決定離開美國，返回家鄉義大利波隆那。沒想到，一年後這位病患精神奕奕地出現在米諾特醫師門診，吃驚的米諾特醫師替他驗了驗血，發現患者的紅血球指數竟然已恢復正常！米諾特醫師從未遇過從惡性貧血中康復的病人，便決定釐清患者在義大利是過什麼樣的生活，為何會如此療癒。

該名患者說：「其實我也不曉得是什麼東西救了我的性命。不過我回義大利後，想說來日無多，所以便每天都吃我最愛的食物，那是波隆那特製的肝泥香腸。」

米諾特醫師不明白肝泥香腸與貧血有什麼關聯，但當米諾特醫師讀到惠普爾醫師關於「吃肝臟能改善貧血」的報告時，米諾特醫師推測，惡性貧血的患者可能長期於飲食中缺乏某些元素，而食用肝臟正好能夠補充這類元素。

---

32 米諾特（George Richards Minot, 2 December 1885 - 25 Febarary 1950）。

米諾特醫師與莫非[33]醫師合作，嘗試解決這個原本必死無疑的疾病。他們將肝臟加進惡性貧血病人的飲食之中，當時使用的菜單是這樣子：「兩百四十克煮熟牛肝，配上二十克羊肉或牛肉，加上一點點蔬果」，由於這些罹患惡性貧血的患者非常虛弱，兩位醫師均是用鼻胃管將這些碎牛肝、碎牛肉灌進病人的肚子裡。

一個月過後，接受實驗的四十五位惡性貧血患者病情好轉，血液中紅血球數目真的進步了，而且上升了一倍之多！這是天大的好消息！從此，罹患惡性貧血不再是無藥可醫的絕症，只要一天吃下一磅重的肝臟就可以治癒。惠普爾、米諾特與莫非醫師三人亦因這個發現，共同獲得一九三四年的諾貝爾生理醫學獎。

究竟肝臟裡頭藏有什麼成分，能讓患者逃出鬼門關呢？還有，這些患者的胃部出了什麼毛病，才會演變成惡性貧血呢？

接下來我們要談到一位非常聰明、謹慎的醫師——凱索[34]，他設計了一連串聰明且不可思議的實驗，讓我們逐步接近惡性貧血的問題核心。

---

33 莫非（William Parry Murphy，6 Febrary 1892 - 9 October 1987）。

34 凱索（William Bosworth Castle，21 October 1897 - 9 August 1990）。

差點被當掉的天才

說起來命運是非常有趣的事情。凱索醫師就讀哈佛醫學院時，血液學這門課面臨被當掉的危機，只好努力準備補考事宜。沒想到，發憤圖強準備補考之後，凱索竟對血液學產生了興趣。某次聽完米諾特醫師的演講，凱索的腦子裡迸出了新的想法：「肝臟飲食所提供的應該是『外在因子』，而人類胃液中含有『內在因子』。這兩種因子能夠讓身體吸收重要的營養，若缺乏了，就會導致惡性貧血。」

事後來看，在沒有任何前例可循的狀況下能推理出這層關係的凱索醫師真是天才中的天才，因為沒有任何一種已知的營養素在人體內是這樣運作吸收。為了證明自己的想法，凱索醫師設計了一系列別出心裁的實驗。

凱索醫師先讓惡性貧血的患者每天食用兩百克碎牛肉，並抽血追蹤紅血球數量。十天過後，病人紅血球數量仍然沒有增加。看來，要治療惡性貧血，僅靠著碎牛肉是不夠的。

爾後，凱索醫師變身「人體工廠」，他先吞下兩百克碎牛肉，讓自己的胃消化一番。接著凱索醫師會自行催吐，並把嘔吐物放在實驗室等待三到四個小時，有時還會加入一點胃蛋白酶和鹽酸促進消化。凱索醫師將這些消化過的食糜與胃液灌入患者的鼻胃管內。在重複同樣的動作六天後，凱索醫師就發現好消息：患者的紅血球數量逐漸上升了！

雖然這段餵患者吃消化食糜的故事聽來有點令人訝異，但凱索醫師由此確定了自己的想法：「有兩種物質在惡性貧血患者身上扮演重要的角色。假設牛肉屬於外在因子，那人類的胃液就是內在因子。」

後續的實驗裡，凱索醫師請數名年輕健康男士吃下三百克的煮熟牛肉，一個小時之後，將大口徑的鼻胃管放進這些男士的胃部，取出他們的胃液和經過消化的牛肉，再把這些胃液和食糜灌到惡性貧血患者的胃部。

另外一組病患僅每餐吃兩百克的碎牛肉，而沒有吃下消化過的食糜。最後實驗結果顯示，唯有吃進健康胃液和食糜的那組病患紅血球會上升，若只吃牛肉對貧血沒有幫助。

凱索醫師亦進一步證實，如果只讓病患攝取消化過的食糜，而沒有加進健康者胃液的話，同樣也是行不通的。要改善惡性貧血似乎只有一個方法，得同時讓病患吃進健康者消化過的食糜及胃液，才會有用。

實驗至此，凱索醫師等於一而再、再而三地證實自己的想法：「一定要具備內因子與外因子，才能夠讓人體獲取營養，製造出紅血球。」

接下來科學家想探討的問題是，外在及內在這兩個影響因子的真實身分究竟是什麼？這個問題更為複雜，需要突破大量技術層面的限制。因此科學家是在經過許多年努力後，才終於找到動物的肝臟及肉類裡，含有「維生素B_{12}」。原來，凱索醫師的理論中牛肉及牛肝所提供的「外在因子」，就是「維生素B_{12}」。

找到維生素B_{12}後，科學家將維生素B_{12}加上標記，以探查維生素B_{12}於體內的消化吸收過程。最後終於找到凱索醫師所提出，由胃部壁細胞所分泌的「內在因子」。

現在的我們曉得，維生素B_{12}進到胃部後先與一種蛋白質結合，當食糜與胃液進入十二指腸，酸鹼值會改變，這時內因子才會與維生素B_{12}結合，一路走到迴腸，再由某種特殊細胞將維生素B_{12}吸收，發揮重要的生理功能。

一般食物中維生素B_{12}的量有限，所以必須與胃液中內在因子結合，才能被迴腸吸收。不過，如果食用大量的維生素B_{12}，縱使沒有內在因子的配合，迴腸亦可吸收維生素B_{12}。

這也說明了為什麼米諾特醫師的實驗裡能夠藉由食用肝臟治好惡性貧血，因為肝臟內蘊含大量的維生素B_{12}，只要吃的量夠多，就算沒有健康的胃液，身體也會直接吸收。而後來凱索使用的是牛肉，牛肉中的維生素B_{12}含量比肝臟少得多，因此需要仰賴健康者胃液裡的內在因子，才有辦法被腸胃道被吸收。

人體以這兩種方式吸收維生素B_{12}的方式，真是非常特別，尤其維生素B_{12}是唯一一種需要體內另一元素搭配才能被腸胃道吸收的維生素，也讓科學家們傷透腦筋。幸好，世界上有這些傑出的醫師，才破解了「吃肝臟可以改善貧血」的祕密！

病毒性肝炎

顧名思義「肝炎」就是「肝臟在發炎」，發炎是動物體內的正常反應，當細胞受損的時候，便會啟動發炎反應。

導致肝臟受損發炎的原因很多，較常見的肝炎是由藥物、酒精、脂肪肝所引起，在公共衛生較差的地方會有由寄生蟲引發的肝炎，而部分婦女懷孕後也會引發肝炎。然而，最為人所熟知亦造成重大危害的，應算是病毒性肝炎。

病毒性肝炎能夠獲得廣泛注意的原因在於，許多肝癌的發生與病毒性肝炎脫不了關係。B型肝炎和C型肝炎這兩種病毒會長期、持續破壞肝臟，而演變成肝硬化和甚至是肝癌。香港「樂壇教父」羅文患有B型肝炎，爾後死於肝癌。臺灣名廚傅培梅則是C型肝炎，後續引發肝癌過世。唱紅《如果還有明天》的薛岳，和《汪洋中的一條船》的作者鄭豐喜，都於三十幾歲之際死於肝癌。

亞洲人罹患肝癌的比率遠高於歐美國家，大約每十萬人口裡有超過二十人罹患肝癌，這與肝炎病毒的高感染率大有關係。接下來，讓我們來談談幾種常見的肝炎。

A型肝炎

A型肝炎病毒與B型、C型肝炎病毒不同。A型肝炎病毒存在被感染者的糞便裡，主要經由飲水和食物傳染，屬糞口傳染。衛生習慣愈差的環境，感染的機率就愈高。

感染A型肝炎之後，平均潛伏期約一個月，發病時患者可能會有倦怠、噁心、發燒和食慾不振等症狀，若患者的皮膚變黃、鞏膜變黃，或是排出可樂顏色的尿液，就是所謂的黃疸。

A型肝炎病毒會破壞肝臟細胞引發暫時性發炎，但有少數的病例會出現猛爆性肝炎，迅速造成肝臟衰竭並邁向死亡。

針對A型肝炎病毒目前沒有任何特效藥，僅能以支持性療法協助患者度過急性期。所以，預防感染才是最好的對策。若居住在A型肝炎盛行率較高的區域，或是要去A型肝炎感染率較高的國家旅行，醫師會建議施打A型肝炎疫苗注射。

B型肝炎

據估計B型肝炎影響全球超過三億人口，是重大的健康問題。B型肝炎病毒與C型肝炎病毒一樣，皆是經由血液及體液傳染的病毒。

目前捐血中心在採血之後一律都會檢測血品，使得患者因為輸血感染B型肝炎的機會降低許多，不過極少數的狀況之下還是可能出現漏網之魚，大約二十萬袋的血品裡會有一袋仍存有B型肝炎病毒。除了血品汙染外，消毒未完全的刺青、穿耳洞、共用針頭、重複使用針頭，和危險性行為都會傳染B型肝炎病毒。時常接觸血液、體液的醫護人員屬於高危險群，被傳染B型肝炎的機會比一般人高出許多。

在臺灣，早期的醫療院所多使用反覆消毒的針頭，因為消毒不完全使得許多患者染上B型肝炎。爾後又會由母親傳染給胎兒，成為很大宗的感傳染途徑，**有超過一半以上的B型肝炎帶原患者都是打從娘胎出生後，就已受到B型肝炎的感染**。

B型肝炎病毒急性感染時，出現的症狀與其他肝炎類似諸如倦怠、噁心、發燒、黃疸等。不過，還有許多患者在感染B型肝炎病毒初期從未顯露出任何症狀。

較麻煩的是B型肝炎病毒會形成慢性感染，持續破壞肝臟，隨著肝臟細胞反覆受創、癒合，肝臟逐漸纖維化，幾十年過後便演變成肝硬化，而失去重要的生理功能。只要走到肝硬化這一步，就會非常棘手。

肝硬化的患者將面臨諸多併發症，例如黃疸、腹水、凝血功能異常，另外還可能導致肝癌的發生。罹患肝癌的患者裡將近九成有肝硬化的問題，而B型肝炎病毒帶原的患者，一生中得到肝癌的機率是一般人的十五到二十倍。

就感染途徑而言，經由共用針頭或性行為感染B型肝炎病毒比較常帶來急性B型肝炎，可能會自動緩解。相較之下從母嬰垂直感染獲得B型肝炎病毒的孩子有九成會形成慢性感染，體內的病毒將持續攻擊肝臟，往往會在三、四十年後就演進到肝硬化和肝癌的程度。

自從B型肝炎疫苗研發成功之後，臺灣於一九八四年七月起，成為全世界第一個替新生兒注射B型肝炎疫苗的國家，以期控制B型肝炎與肝癌。在嬰兒剛出生後會施打第一劑B型肝炎疫苗，並在六個月裡面共打個三到四劑，讓身體產生抗體。目前全世界有超過九成的國家會替新生兒注射B型肝炎疫苗。

假使嬰兒的母親是B型肝炎帶原者，小嬰兒容易在生產過程中接觸病毒造成垂直感染，所以嬰兒在出生二十四小時內得注射免疫球蛋白，並接種B型肝炎疫苗。

B型肝炎疫苗對任何年齡的人都有效，所以若屬於B型肝炎感染的高危險群，像是血液透析、器官移植患者，或是醫護人員，會建議接種B型肝炎疫苗，以降低感染的機會。

自從B型肝炎疫苗注射開打之後，在十年內B型肝炎帶原的年輕人從原本的十％下降至不到一％的比率。實施B型肝炎疫苗注射的目的是期待可以減少肝硬化及各種併發症的發生，並使國人罹患肝癌的比率逐漸下降。

不過肝癌好發年齡約在五十歲上下，從疫苗施打的一九八四年算起，我們預期應該要等待四十年甚至更久，也就是二〇二四年以後，才有辦法看到顯著的好處。好消息是從二〇〇六年統計的癌症發生率中，肝癌已經從榜首降到了第二名，希望我們能盡快看到施打疫苗的成效。

C型肝炎

C型肝炎病毒同樣是透過體液、血液傳染，會對患者的肝臟造成慢性破壞，雖然患者多數時候沒有特別的症狀，但在二、三十年之後就會導致肝硬化，甚至引發肝癌。

由於病毒性質比較接近，醫學界原本並不知道C型肝炎病毒的存在。二十世紀中葉科學家先將經由糞口傳染的肝炎稱為A型肝炎，把由血液製品感染的肝炎稱為B型肝炎。然而到了一九七〇年代，醫學界發現輸血用的血品裡似乎還有另一種不同的病毒會攻擊人體，於是將其稱為「非A非B型肝炎」，但仍然不知道這個未知病原的面貌。經過十幾年的努力，科學家終於在一九八〇年代後期利用最新的分子純化繁殖方式，透過分子生物技術獲得這種肝炎致病菌的基因組序列，揭開C型肝炎病毒的神祕面紗。

一九九二年科學家發展出抽血檢測C型肝炎病毒的方法，人類首次有辦法確認捐血者的血液裡究竟有沒有病毒，這才讓輸血感染肝炎的機會降低。所以若是你曾經於一九九二年以前接受過輸血，或是器官移植，都應該要抽血檢查看看體內是否藏有C型肝炎病毒。根據目前的統計，過往接受輸血的人有一成會罹患肝炎，都是這隻C型肝炎病毒引起的。

感染C型肝炎病毒的患者大多不曾感覺身體不適，頂多就像一陣感冒般，累一點、倦一些，有幾頓飯吃不下，或肌肉和筋骨痠痛。但是這隻病毒的威力，並不亞於B型肝炎病毒，同樣會造成慢性感染，並導致肝硬化等嚴重後遺症。據估計，感染C型肝炎病毒者經過二十五至三十年後，罹患肝硬化的機會約是三成；感染C型肝炎病毒者一生中得到肝癌的機會，是一般人的十五到二十倍。

C型肝炎病毒的研究至今已經有超過一百種藥物試驗，有的科學家致力於疫苗，有的想要開發治療用的免疫調節劑。但很可惜的是，目前仍然沒有預防C型肝炎病毒功效的疫苗問世。

那現在有辦法治療C型肝炎嗎？首先，C型肝炎患者得好好照顧自己的肝臟，一定要避免喝酒，且維持正常的生活作息。到醫院檢查時醫師會先抽血，評估患者的肝臟功能及病毒數量，接著用超音波或電腦斷層等影像學方法評估肝臟，或進一步做肝臟切片看看肝細胞的狀況，再決定需不需要運用干擾素和抗病毒藥。

根據臺灣的研究顯示，若患者體內C型肝炎病毒數量變少的話，罹患肝癌的機會就會降低。然而抗病毒藥及干擾素併用時會帶來強大的副作用，有些病人根本撐不過完整的療程。

萬一患者不幸同時罹患B型肝炎和C型肝炎，其肝硬化與肝癌的機會確實還會提得更高。接下來，就讓我們看看肝硬化會帶來哪些麻煩吧！

當人生變成黃綠色——肝硬化

有句著名的廣告詞說：「肝若好，人生是彩色的。肝若不好，人生是黑白的。」

當肝臟出問題的時候，真的是非常棘手。無論什麼原因造成肝臟反覆受創，都會導致纖維組織增生，並破壞肝小葉裡的結構和血液循環，由於肝臟細胞被許多纖維狀的疤痕組織框住，使再生的肝臟細胞被分成一群一群的小結節，縱橫交錯的纖維組織讓肝臟變形又變硬，這就是我們所說的「肝硬化」（圖20）。

在前文裡我們曾經談過B型肝炎病毒及C型肝炎病毒是導致肝硬化的兩大兇手，至於另外一個常見的原因就是長期過量的使用酒精。還記得有「酒國歌王」稱號的台語歌手陳一郎嗎？「有飲傷肝無飲傷心，燒酒擱再斟……」這段經典歌詞傳唱大街小巷，事實上，陳一郎先生亦是因飲酒過度造成肝臟發炎，後來進展至肝硬化和肝癌死亡。

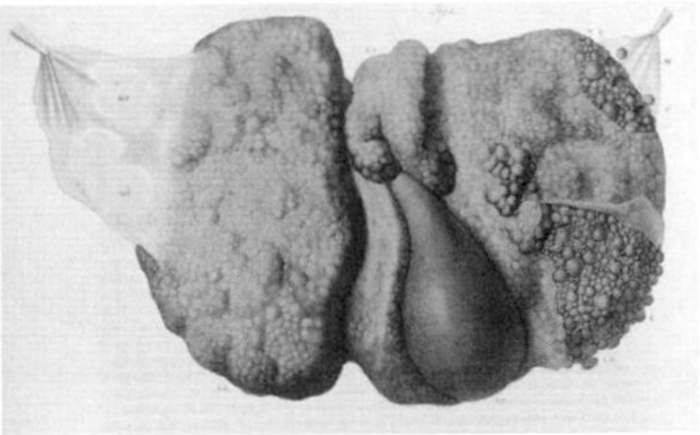

圖 20：充滿結節的肝硬化，出版於西元 1843 年。
出處：Jean Cruveilhier, Atlante generale della anatomia patologica del corpo umano (V. Batelli, 1843)

藥物過量、嚴重的脂肪肝、某些膽道疾病、自體免疫性肝炎，或是有過多的鐵或銅沉積，也都會破壞肝臟細胞，導致肝硬化。通常醫師會由患者身體的症狀、肝臟切片，或是超音波等影像學檢查確立肝硬化的診斷。

肝臟硬化後，原本由肝臟所負責的各種生理功能就會逐漸崩解。

當肝臟無法妥善處理膽紅素，膽紅素便會沉積於體內，使患者皮膚、鞏膜顏色變成黃綠色，且排出深茶色的尿液。黃疸是肝硬化的重要表現。

當肝臟無法製造足夠的凝血因子時，患者將失去不可或缺的凝血功能，一旦流血就很難止住，甚至還可能發生自發性出血。

硬化的肝臟讓血液流經肝臟的阻力大為增加，這使匯流腸道大量血液的肝門靜脈無處宣洩而鬱積大量血液，門脈壓力上升，逼迫血液向其他的地方。原本胎兒時期的臍靜脈，出生後會退化成肝圓韌帶，但在門脈高壓下又會被撐開變成又粗又大的血管，使肚臍附近的血管會變得又鼓又脹，盤根錯節，於是醫學上便用希臘神話裡的「蛇髮女妖」（caput medusa）來描述這樣的表徵，相當生動。肝門靜脈的血液還會流向脾臟，讓脾靜脈變得粗大扭曲，漸漸的連脾臟都會被大量血流越撐越大。

腹水是另一個令人困擾的併發症，這和體內白蛋白減少與門脈高壓都有關係。肝硬化的患者常常是四肢消瘦，卻挺著一顆不成比例的大肚子，肚子裡頭裝滿了腹水，為日常生活帶來諸多不適，甚至還會影響呼吸。在過去人們會嘗試直接引流腹水，不過腹水通常會

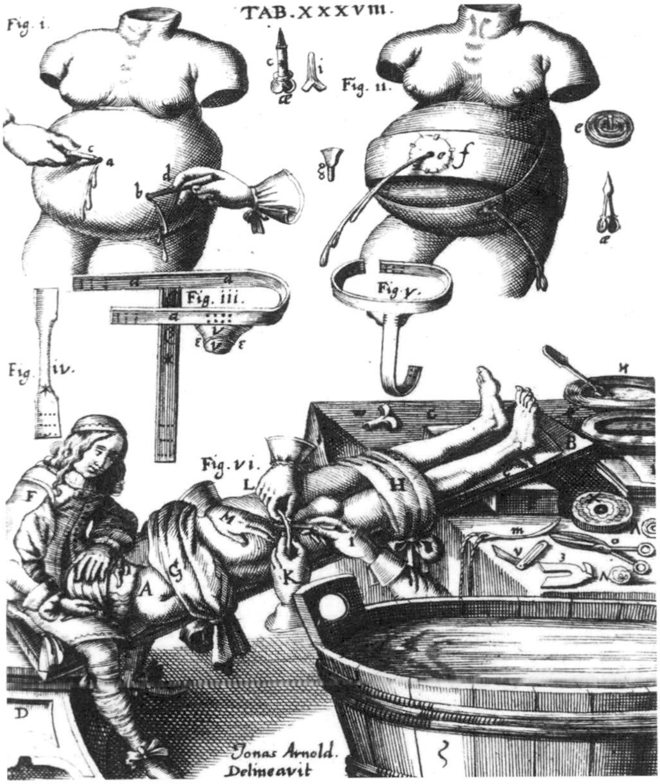

圖 21：西元十七世紀時，引流腹水的手術。

出處：Johannes Scultetus, Armamentarium chirurgicum bipartitum (Francofurti : Sumptibus viduae Joan. Gerlini, bibliop. Ulm. ; Typis Joannis Gerlini, 1666.)

圖片來源：U.S. National Library of Medicine, History of Medicine Division

在短時間內再度出現（圖21）。

由於肝臟與某些荷爾蒙的代謝有關，所以肝硬化會讓男性患者體內的雌激素升高，而造成胸部變大、體毛減少，連睪丸都會變小。部分患者的身上還可能會出現一些蜘蛛型態分散出去的小血管，稱為蜘蛛型血管瘤。

最致命且最戲劇性的變化出現在食道。門脈高壓迫使血液灌入食道的靜脈叢，產生食道靜脈瘤。靜脈瘤的破裂往往沒有任何徵兆，發生的時候總讓人措手不及，患者會吐出大口大口的鮮血，狀況相當慘烈。假使肝臟功能持續衰退，那身體的毒素均無法排出，累積於患者體內就會造成肝性腦病變，重度者會昏迷、意識不清。

臨床上醫師會用腹水、肝昏迷、凝血時間、膽紅素和白蛋白五個指標，將肝硬化程度分級為A、B、C三級，最嚴重的肝硬化是C級，患者平均只能存活一到三年。肝硬化沒有任何的解藥，最終只能採取肝臟移植這樣的終極手段才能延長患者的生命了。

肝臟手術的過去與現在

「碰！」子彈射中士兵的肚子並貫穿出去，中槍的士兵倒下，鮮血從他摀住肚皮的指縫間汩汩流出。

戰地醫院的軍醫檢視士兵的傷口，見到肚皮上的傷口不大，但血流不止。軍醫瞥見肚皮上還有一小塊肝臟組織，就伸手將那塊碎肝臟抹去，讓碎肝臟加入鮮血的行列流到地板。

「將他的肚子綁起來。」軍醫交代護士。

「他需要動手術嗎?!」護送傷兵前來的士兵問。

軍醫搖搖頭，輕聲說道：「禱告吧，把他的肚子捆起來，嘗試壓迫止血大概是最好的方法，因為動手術只會讓他更快送命。」

這是十九世紀末歐洲戰場上的場景。這名軍醫說得沒錯，肝臟是個充滿血液的器官，以脆弱著稱。自從外科醫師擁有麻醉與無菌技術後，便積極地嘗試各種手術。不過，面對肝臟外科醫師們皆束手無策。

肝臟究竟有什麼獨特之處，讓諸多外科醫師裹足不前呢?我們得先從十七世紀說起。

十七世紀時有位劍橋大學的學者名叫葛利森[35]，他對肝臟的構造非常著迷，前後共花了十年研究肝臟以及肝臟的循環。他的研究方法很有趣，先用熱水煮人類肝臟，讓整個肝臟煮熟變硬，待肝臟冷卻之後，葛利森會用器械小心翼翼地剔除肝臟的實質組織，僅留下血管、膽管等構造。投注大量心血的他終於畫出一張密密麻麻的肝臟血管分布圖（圖22）。

從圖中我們可以見到肝臟裡頭遍布的是無數血管。葛利森在研究肝臟時還有另外一個妙招，他利用調色牛奶與虹吸管搞清楚肝臟血流的方向，並區分出肝動脈、肝靜脈和肝門靜脈三種主要血管。即使他沒有顯微鏡，無法檢視細小的肝臟細胞，但葛利森已經成功猜到，肝臟細胞的組織構造中應該有著肝門靜脈和肝靜脈互相交通的管道。

經過十年練劍，葛利森於一六五四年出版《肝臟解剖》[36]一書，可惜這本書並不像哈維醫師談論心臟與血液循環的著作那般引發討論。畢竟當時沒有麻醉，想要打開病人的肚子動手術依舊只是天方夜譚，就算搞懂了肝臟的解剖構造好像也無濟於事，葛利森驚人的研究成果就隨著他的去世共同作古了。

十九世紀後葉是手術技術大爆發的時代，外科醫師大膽地往腹腔邁進。

曾經有位醫師在打開患者的肚子後，發現肝臟裡有寄生蟲囊腫，卻不敢動手切除既脆

35 葛利森（Francis Glisson，1597-1677）。

36 Anatomia hepatis, Franciscus Glissonius, Typis Du-Gardianis Impensis Octaviani Pullein, 1654.

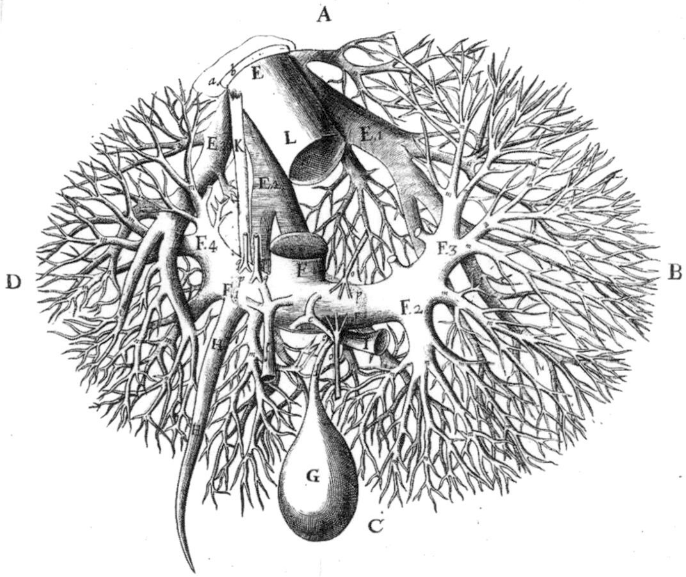

圖 22：十七世紀由葛利森所繪製的肝臟結構。
出處： Francis Glisson, Anatomia hepatis (Londres : Du Gardian, 1654).
圖片來源：http://www.biusante.parisdescartes.fr/histmed/image?01947

弱又容易出血的肝臟，於是採取引流的方式，將囊腫外層直接縫到肚皮上，不僅沒有切除肝臟，連囊腫也沒有直接處理。想當然耳，病患並無法從這種治療方式中得到好處。

目前醫學記載上第一位與肝臟正面對決的醫師來自義大利，他在一八八六年取下一位六十七歲婦人的肝臟腫瘤。這顆黃白色的腫瘤很大顆，量起來體積是十五．五×十三×十一公分，幾乎跟幼兒的頭差不多大小呢！

但是頭一次出手就能降伏大魔王的機會肯定極為渺茫。這位義大利醫師勇敢地取下腫瘤之後，完全沒有辦法處理剩下來的肝臟組織，無論怎麼縫怎麼補，依舊是血流成河，六個小時後病人就因為失血過多而死亡。

究竟要到什麼時候醫師才成功地施行切肝手術呢？其實在義大利醫師手術失敗的隔年，也就是一八八七年，蘭根巴赫醫師才成功切除肝臟腫瘤。

大家還記得蘭根巴赫醫師嗎？他就是那位於一八八二年第一位成功執行膽囊切除手術的醫師。這回蘭根巴赫醫師面對的患者是名三十歲女性，這名女子自從於二十二歲生產完後常感到肚子不舒服，那時候沒有X光、沒有超音波、沒有任何影像學檢查，若想要知道肚子裡出了什麼問題，唯一的方法就是剖腹探查。

蘭根巴赫醫師本來預期會是腸沾黏、腸胃道腫瘤等毛病，沒想到將患者的肚子打開後，卻在肝臟左葉找到了一顆腫瘤。蘭根巴赫醫師沒有遲疑多久，就決定大膽挑戰。雖然蘭根巴赫醫師是頭一次在病人身上進行切割肝臟的動作，但這些動作都曾經在他的腦海中預演過了很多遍。蘭根巴赫醫師曉得，若貿然切割腫瘤，必定會帶來大出血的悲劇，因此蘭根巴赫醫師先在肝臟腫瘤附近縫了很多針，用這些線結阻止血液流過，待控制血流後再切下那顆重達三百七十克的肝臟腫瘤。

手術過程勉強還算順利，但在術後當天的晚上，病人於病房裡昏了過去，蘭根巴赫醫師知道，應該是手術部位仍在流血，於是將病人送進開刀房，再次打開病人的肚子進行止血，可是肝臟就是這麼刁鑽的一個器官，無論蘭根巴赫怎麼嘗試，都持續有出血的現象，經過非常漫長的手術過程，醫師累垮了，而病人的血終於止住了。蘭根巴赫醫師完成世界上第一例成功切除肝臟腫瘤的手術，據說，這名歷經出血的婦人後來還恢復得不錯呢！

蘭根巴赫醫師是成功切除膽囊與肝臟腫瘤的第一人。不過，從文獻上來看，蘭根巴赫醫師相當肯定膽囊切除術在治療急性膽囊炎的成效，卻沒有大力推廣切除肝臟腫瘤的手術。顯然，膽囊切除術的技巧很明確、較容易傳達，治療效果又好，而切除肝臟腫瘤時所遭遇的困難，是會讓身經百戰的醫師嚇到腿軟，連外科大師蘭根巴赫醫師在完成歷史傑作後亦不敢再多做嘗試。

缺乏超音波與電腦斷層，大概沒有辦法隔著肚皮正確診斷肝臟腫瘤，十九世紀末的醫師較少遇見肝臟腫瘤的病例，大多數面臨的還是如前文所描述那些由槍傷、刀傷、腹部鈍傷所帶來的肝臟創傷。

絕大多數的醫師認為這些案例的死亡率過高，打開肚子只是讓血流得更快而已，於是僅採取保守療法，請病人多多禱告。少數幾名歐洲外科醫師嘗試替肝臟創傷者開刀，但是受限於只有「電燒加熱止血」和「縫合止血」兩種止血方法，只要肝臟受傷嚴重一點的，幾乎都不能存活；傷勢較輕的患者，術後也有高達五成的死亡率。

外科醫師們在反覆嘗試止血的方式的過程中，逐漸找到幾個訣竅：

第一，進出肝臟的針頭若是又細又尖，會傷害脆弱的組織造成更多的出血，反而鈍一點的針頭較好使用。

第二，束緊肝臟組織的縫線要相互重疊，就像鐵鍊一樣，一個環一個環交互扣在一起，如此一來才能更有效地止血。

第三，使用鈍器分離肝臟組織，這樣就能分離出血管再將它結紮。因此有的醫師用自己的手指捏碎肝臟，有的醫師選用鯨魚骨或小牛肩胛骨做成的鈍器將肝臟切開。

可惜，就算外科醫師使用這些方法，但臨床上實際處理肝臟創傷的患者時，外科醫師依舊很狼狽，常常因為無法控制出血而在手術檯上血流成河。當時的輸血技術尚未成熟，也沒有血庫的支援，就算傷患僥倖撐過了手術，失血過度亦很容易演變成肝臟衰竭，死亡率始終居高不下。

全軍覆沒，無人生還

有位蘇格蘭醫師普林格[37]在一九〇八年提出一份令人膽戰心驚的報告。普林格醫師說，他曾經遇到八名肝臟創傷的患者，三位在術前死亡，一位拒絕手術，只有四名病患進到手術房接受剖腹探查。手術結果相當慘烈，有兩位患者於手術當中死亡，另外兩名患者則在手術結束後很快地也因失血過多而死亡。

光看這樣的前情提要，大家肯定會感到不可思議，為何會有外科醫師將百分之百的死亡率寫成論文，還拿出來發表呢?!然而，就是如此慘烈的經歷，促使普林格醫師致力於尋找解決之道。

普林格醫師發想，既然肝臟這麼容易出血，何不先下手為強，直接控制供給肝臟血液的大血管呢！肝臟的血液主要來自肝動脈與肝門靜脈，這兩者皆由「肝門」進入肝臟，肝門可說是進攻肝臟的戰略要地。

普林格醫師計畫直接鎖住肝動脈與肝門靜脈，不讓血液流進到肝臟，就能降低出血，替外科醫師爭取更多的時間。

普林格醫師找來了兔子做實驗，他先破壞兔子肝臟，再用手指頭掐住通過肝門的肝動脈及肝門靜脈，抵擋血流通過，結果發現這個方法確實可以有效止血。普林格醫師於一九〇八年公布了這個舉世聞名的做法，被稱為「普林格止血法」，直到今天依然經常被使用於肝臟手術。

37 普林格（James Hogarth Pringle，1863-1941）。

普林格的做法點醒了當代外科醫師，既然肝臟手術的罩門在於出血，那外科醫師便該掌控肝臟血液的進出，若能先結紮某部分的血管，對手術進行應該會很有幫助。類似的概念不僅對肝臟創傷者有效，運用到肝臟腫瘤的切除也可發揮作用。舉例來說，外科醫師準備切除肝臟左葉的腫瘤時，若直接從肝臟表面下手，通常會造成大量失血；但倘若外科醫師先將通往左側肝臟的血管結紮，失血就會大幅減少。這樣的開刀方式我們稱為「解剖學切除法」，是非常實用的做法。

再回頭看看十七世紀的葛利森醫師吧！葛利森醫師於一六五四年所繪製的肝臟血管分布圖明白指出肝臟是個遍布血管的器官，當中就蘊含了這樣的概念。只可惜先知總是寂寞的，外科醫師又等了兩、三百年，才意識到這個概念的重要性。

一九五〇年代，有位法國醫師將葛利森醫師研究血管分布的概念發揚光大，並根據肝門靜脈的走向把肝臟分成八個區域。爾後日本京都的外科醫師發表以「解剖學切除法」實行肝臟切除手術，歐洲及美國各地陸續跟進，肝臟手術再也不是「生人勿入」的禁地。

這六十年來肝臟手術逐漸成熟，根據美國一九八〇年代的報告，經歷切肝手術的患者在術後三十天內死亡的人數約是一成。到了一九九〇年代，經歷切肝手術的患者在術後三十天內死亡的人數降到了一％左右。不過請注意，能達到如此優異結果的前提是患者需要擁有正常健康的肝臟，若是肝硬化的病患接受肝臟手術，其結果往往會更差。

肝臟手術就在前人智慧的累積下逐漸茁壯，但是由於許多醫師提出類似的見解，卻使用不同的分區及命名，造成臨床上彼此溝通的困擾，所以在西元兩千年專家學者們於澳洲召開學術研討會，替肝臟各個分區統一正名。

現在，不僅肝臟原發腫瘤可以用手術解決，連轉移到肝臟的腫瘤也能嘗試手術處理。如今肝臟手術已經是可行可靠的治療方式，身受其益的我們都要記得前輩們堅定面對問題、處理問題的智慧和勇氣！

肝臟移植

我們這章的主角肝臟有著許多重要的生理功能，消化、凝血、生產、代謝、貯存都少不了它，因為複雜，也使肝臟的角色無可取代。肝臟硬化之後，患者的性命就會迅速倒數。

莫瑞醫師[38]在一九五四年成功施行第一例同卵雙胞胎的活體腎臟移植後，開啟了人類對於移植的想像。

可是大家都只有一個肝臟啊，不像腎臟可以捐一顆給別人，留一顆給自己。所以該上哪兒去取得肝臟，植入肝臟衰竭的患者體內呢？那時候唯一的來源就是新鮮屍體！

史上第一例肝臟移植發生在一九六三年，距離第一次成功腎臟移植將近十年。患者是

38 莫瑞（Joseph Edward Murray, April 1, 1919 - November 26, 2012），人類器官移植的先驅，於一九九〇年獲頒諾貝爾生理醫學獎。

位三歲的孩子，這孩子先天患有膽道閉鎖，即使經過手術仍舊進展到了肝臟衰竭。三月一日這天，開刀房裡有位三歲小孩在手術中死亡，醫師馬上想到，或許這名死去患者的健康肝臟可以被移植到肝臟衰竭的孩子身上。經過一番討論和準備，外科醫師才開始進行，取下肝臟的時候器官已缺氧達七個小時。

這個肝臟被移植到小病人體內，不過術中卻持續出血，後來患者就因為失血過多於手術台上死亡。第一例肝臟移植，以失敗做收。

後來醫師於一九六三年內又做了四例肝臟移植，手術過程大致相同，醫師透過腹部的切口，摘除病人原本損壞的肝臟，接著縫合肝門靜脈、肝動脈、肝靜脈以及膽道，將健康的肝臟植入。可惜存活最久的紀錄只有二十三天。

經過幾年的練功，到了一九六七年第一例真正手術成功的肝臟移植案例才出現。累積至一九七一年時，美國總共做了一百零二例肝臟移植手術，然而存活者僅有十二人，活最久的紀錄是二十九個月。

經過幾年努力，肝臟移植手術的技術已經頗為純熟，讓患者死亡的原因不在於手術，而是因為病人體內的抗體會攻擊外來的肝臟，產生排斥反應。當時免疫抑制藥物的發展剛起步，一直無法有效控制病人的免疫力。直到環孢素[39]這項關鍵性的免疫抑制藥物問世，肝臟移植的存活率才戲劇化地提升。

---

39 環孢素（cyclosporine），免疫抑制劑。

存活率提高之後，肝臟移植馬上變成唯一能夠治好肝臟衰竭的選擇，不過等待肝臟移植的患者實在太多了，屍體肝臟供不應求，絕大多數的患者在等到合適的肝臟之前就過世了。

解決這個困境的是來自日本京都的外科醫師，他開創了「半肝移植」的技術，也就是說，可以切下活體捐肝者（通常是親屬）一半的肝臟，移植到肝臟衰竭的受贈者身上，如此就能大為擴展肝臟的來源。不過，肝臟移植畢竟是個大手術，捐肝者亦須承受可能死亡的風險。

肝臟移植雖然已經實現了，但患者還是得了解，換肝並非萬靈丹，需要自己努力配合才能提高存活率。定期服藥、定期回診、定期抽血追蹤，並適時調整藥物組合。肝臟移植是難能可貴的禮物，需要細心呵護，健康才能夠延續。

PART 6／胰臟

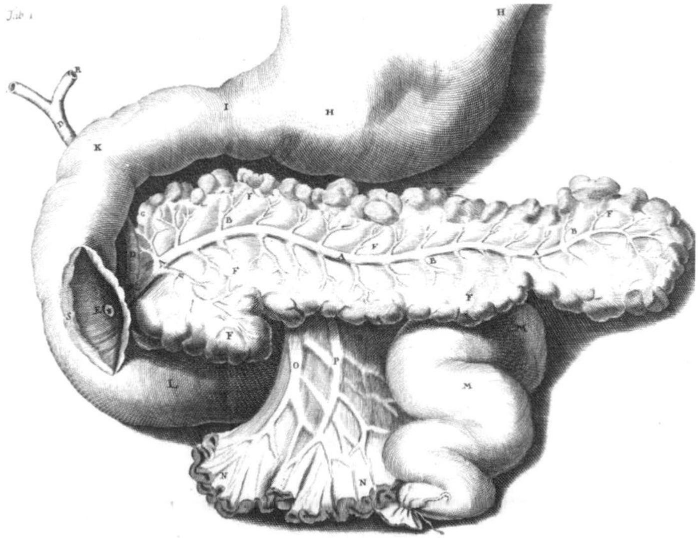

圖 23：胰臟的解剖構造，出版於 1671 年。
圖片來源：http://www.biusante.parisdescartes.fr/histmed/image?03552

看不見的驅動力——荷爾蒙

談到胰臟，我們得先搞清楚「內分泌」和「外分泌」這兩件事情。

簡單來說，「外分泌腺」會製造肉眼可見的分泌物並經由特定的管道排出，像是分泌乳汁的乳腺、分泌眼淚的淚腺、分泌唾液的唾腺，還有胃液、腸液、膽汁，都是屬於外分泌系統。

「內分泌腺」就不一樣了，內分泌腺的產物會直接進入血液，進而影響全身。

在早期，透過肉眼或顯微鏡，學者們只能觀察到汗腺、皮脂腺、前列腺這些具有管路的「外分泌腺」，並不知道人體還有「內分泌腺」的存在。一直到了十九世紀，才有位天才德國生理學家表示，體內應該有些腺體所分泌的物質是直接進入到血液裡，藉由肉眼看不見的分子影響我們的身體。

不過，究竟要怎樣證明這位生理學家的天才想像呢？

幾年後，另外一位生理學家透過實驗，證明了前輩的假設。生理學家是這樣做的，他將小公雞體內的性腺取出來，並將小公雞分成兩組。其中一組的小公雞要接受第二次手術，將原先被取出的性腺再植入小公雞體內，但是會放在不同的位置，例如胸部、腹部或腿部等部位；另外一組小公雞則只做取出性腺的動作。

有趣的事情發生了。接受兩次手術、重新植入性腺的小公雞們，後來長成了大公雞，有雞冠、有肉垂，還有鮮豔的羽毛。而移除性腺的小公雞們就長成了閹雞，沒能發展出明顯的第二性徵。

這位生理學家信誓旦旦地表示，性腺肯定會分泌某種物質，雖然我們還不清楚這東西的本質，但是從實驗結果我們能夠了解，這些眼睛看不到的物質無需經由特定管路，便能進到血液裡頭，然後影響生物體的表現，讓小公雞變成大公雞。少了這些東西，小公雞就無法展現出雄性的特徵。

後來，科學家將這些不需經由特定管道分泌的物質稱為「荷爾蒙」。「荷爾蒙」是從英文「Hormone」直接音譯過來的名詞。而「Hormone」這個英文字則是起源於希臘語的「hormōn」，代表著驅動、刺激的意思，詮釋著荷爾蒙帶來的「刺激生物體發展」的內分泌概念。

內外兼修的胰臟

為什麼了解胰臟要先知道「內分泌」及「外分泌」的概念呢？因為胰臟就是兼具「內分泌」及「外分泌」兩種功能的重要器官。

先讓我們正式介紹一下胰臟吧。細長形狀的胰臟位在上腹部，靜靜地躺在胃的後方。胰臟的頭部與十二指腸的C字型環狀搭配得天衣無縫。

胰臟內有條「胰管」貫穿其中，最後開口[40]於十二指腸。胰臟腺泡細胞會分泌含有多種酵素的胰液進入胰管，再注入十二指腸內負責消化蛋白質、脂肪和醣類。當食糜從胃滑進十二指腸後，就得接受胰液的洗禮。胰液的量頗多，成年人每天約會產生一千至一千五百毫升的胰液，這就是胰臟外分泌腺的貢獻。

胰臟另有一個重要工作就是藉著內分泌來調控血糖，無論是降低血糖的胰島素，或是增高血糖的升糖素，都是由散布於腺泡細胞之間、不規則分佈的「蘭氏小島細胞」所製造。經由胰島素和升糖素的作用，我們體內的血糖才能維持在一個較為穩定的濃度。

透過外分泌與內分泌，胰臟負起了消化食物與調控血糖的重責大任。

40　胰管可能單獨開口於十二指腸，也可能與總膽管匯合之後再開口於十二指腸。

藏在尿液裡的惡魔——糖尿病

糖尿病是現代人耳熟能詳的毛病，通常被我們稱為「文明病」。因為頂著文明病的臭名，會讓人以為這是近代才有的疾病，事實並非如此，糖尿病已與人類共存了數千年的歷史，只不過現在的糖尿病和過去的糖尿病不大相同。

古時候的物質環境差，食物取得較困難，日常消耗的體能又多，肥胖的問題比較少，所以古代人的糖尿病大多屬於「第一型糖尿病」，這是由先天基因或自體免疫所造成的；而現代人則以「第二型糖尿病」為主，這與體重過重較有關係。

曾經必死無疑的疾病

早在西元前一千五百年的埃及人就曾經記載，有些人生病後尿變得很多，而且體重會迅速下降，這應該是屬於糖尿病的案例。

不只埃及，其他各地的文明也都有留下類似糖尿病的觀察與描述。當然，那時候的醫師們無法做出精確的診斷，也不了解糖尿病的本質，只曉得罹患這種疾病的人就等同於被判了死刑，將於短時間內死亡。

西方醫學的老祖宗希波克拉底從未在著作中提及糖尿病，根據史學家的探究，大家認為並非當時沒有糖尿病患者，也不是這類病人太稀少，而是因為希波克拉底認為這根本是個無法治療的疾病，決定不置一詞。

另外一位活躍於古希臘的醫師阿萊泰烏斯[41]，正是為糖尿病命名的人。糖尿病的英文字是「diabetes」，在古希臘文裡面代表著「虹吸管」、「水管」的意思，意指罹患此病的人尿尿很多，「水流進來，就跑出去」，不斷地排尿。當時的糖尿病患者在出現尿液過多的症狀之後，通常會在幾個星期到幾個月內死亡。這位替糖尿病命名的醫師曾經多次試圖治療糖尿病，不過總以失敗做收，他後來形容糖尿病是讓生命變短、面貌變得可憎可憐的疾病。西元二世紀的蓋倫也曾在著作中提到糖尿病，他認為這是一種腎臟的疾病。

講到這裡你或許會發現，「diabetes」這個字所代表的只有「尿很多」的涵義，顯然希臘醫師尚未發現「尿中有糖」這件事。不過在西元前好幾世紀印度醫師的紀錄裡，就已經寫下糖尿病患者的尿會吸引螞蟻，因此小便應該含有糖分的這類觀察。在印度的語言中，他們用代表「甜美的旋律」的「madhu meha」一詞來稱呼糖尿病，給了這個致命疾病些許浪漫的糖衣裝飾。

至於英文糖尿病全名是「diabetes mellitus」，其中的「mellitus」代表著「蜂蜜」的意思，

41　編按：阿萊泰烏斯（Aretaeus of Cappadocia），古希臘名醫，約執醫於西元一世紀，著有《醫書》。

合併在一塊兒就是說明「尿很多，尿很甜」的表徵。有些文化稱糖尿病為「尿之惡魔」。

另外，中古世紀的波斯人觀察到糖尿病會引起性功能障礙及肢端壞疽。然而，就像我們前面說的，世界各地的醫師對於糖尿病皆是束手無策，完全不知道該如何是好。醫師們嘗試使用草藥，甚至是放血、熱療，卻都沒有任何效果，因此有些醫師乾脆使用鴉片讓糖尿病末期患者在昏昏沉沉中安詳地結束生命。

富貴之病 膏粱之疾

古代中醫裡用「消渴症」這樣的稱呼，形容糖尿病患者不斷飲水，卻繼續排尿、消瘦到不成人形，血和肉最後都因之而融化殆盡。

相傳成書於兩千年前西漢時期的《黃帝內經》提到，「**凡治消癉、仆擊、偏枯、痿厥、氣滿發逆，甘肥貴人，則膏粱之疾也。**」[42]這是說甘美豐盛的飲食可能會導致一些疾病，諸如糖尿病、心臟病、中風等，並且說：「**此人必數食甘美而多肥也，肥者令人內熱，甘者令人中滿，故其氣上溢，轉為消渴。**」[43]

42　見《黃帝內經．素問．通評虛實論》。

43　《黃帝內經．素問．奇病論》：「帝曰：有病口甘者，病名為何，何以得之。歧伯曰：此五氣之溢也，名曰脾癉。夫五味入口，藏於胃，脾為之行其精氣，津液在脾，故令人口甘也；此肥美之所發也，此人必數食甘美而多肥也，肥者令人內熱，甘者令人中滿，故其氣上溢，轉為消渴。治之以蘭，除陳氣也。」

當時所觀察到的應該就是一些富裕人家因為肥胖所引發的糖尿病。

西元三世紀，漢代的《金匱要略》提到「男子消渴，小便反多，以飲一斗，小便一斗」，這是形容患者喝多、尿多的表現。

西元十二世紀，宋代的《衛生家寶》[44]中對於糖尿病有些相當仔細的觀察。「夫消渴者，日夜飲水百盞，尚恐不足。」描述患者會感到很渴，並喝下大量的水卻依然不夠。「久則其病變為小便頻數，其色如濃油，上有浮膜，味甘甜如蜜，淹浸之久，諸蟲聚食，是惡候也，此名消渴……吃食倍常，往往加三兩倍。」他們發現患者的食量大增，且尿液甘甜如蜜，會招引蟲子來吃，並認為是不好的徵候。

「早夜小便頻數，腰膝無力，小便如泔，日漸瘦弱……吃食漸少，腰腳細瘦，遺瀝散盡，手足久如竹形，其疾已牢矣。愚醫不識義理，呼為勞疾，或云下冷。如此不見痊期，疾久之，或變為水腫，或發背瘡，或足膝發惡瘡漏瘡，至死不救。」文中的「泔」指的是淘米水，亦即小便白濁。因為無法有效的治療，雖然患者吃很多、喝很多，但是卻會越來越消瘦，漸漸成了皮包骨，終於斃命。其中所提到的水腫、惡瘡皆是糖尿病的併發症。

西元十七世紀，明代的《景岳全書》：「消渴雖有數者之不同，其為病之肇端，則皆膏粱肥甘之變，酒色勞傷之過，皆富貴人病之，而貧賤者鮮有也。凡初覺燥渴，便當清心寡慾，薄滋味，減思慮，則治可瘳。若有一毫不謹，縱有名醫良劑，必不能有生矣。」可見過去

44 《衛生家寶方》，又名《衛生家寶》，宋代朱端章輯，徐安國補訂，刊於西元一一八四年。

的醫者已發現肥胖可以導致糖尿病，並將其稱為富貴病。在病發之初若能控制飲食則有可能改善，反之必死無疑。

追尋糖尿病的根源

因為患者出現尿多、尿甜等症狀，所以早期的醫者大多猜測問題出在腎臟。

到了美國獨立的西元一七七六年，才有科學家證明糖尿病的尿液和血液裡，都含有比較高的葡萄糖含量。這是重要的觀念，因為糖尿病正是由於「血液中葡萄糖含量過高」，才會導致「尿液中葡萄糖含量過高」，並引致一連串的併發症，問題的根源在血糖，而不是腎臟。

那究竟是什麼原因使血液中葡萄糖含量居高不下呢？究竟是出在哪一個器官失靈呢？

在十九世紀末，有兩位學者發現若用手術移除小狗的胰臟，小狗就會產生類似糖尿病的症狀，尿變得很多而且尿液中的糖分含量很高，最後這些狗會於兩、三個星期內陷入昏迷並喪命，臨床表現與人類的糖尿病非常相似。因此這兩位學者推論，胰臟就是與血糖調控有關的主要器官！

胰臟不只具有肉眼可見的外分泌功能，應該還具有內分泌的功能，能調控血液中的糖分。這可是人類第一次提出胰臟與血糖控制有關的重要文獻呢！

那究竟胰臟又是靠著哪種物質來調控血糖呢？

十九世紀時一位正在準備博士論文的德國醫學生蘭格漢斯[45]發現胰臟裡面有些細胞團會矗立於負責外分泌的腺體細胞之間，從切片上看起來就像小島一般。雖然蘭格漢斯不知道這些細胞有何特殊之處，但這些細胞就依他的名字被稱為「蘭氏小島」。二十世紀初，有醫師認為蘭氏小島能夠分泌降低血糖的物質，並將其命名為「Insuline」即胰島素，這個字源於拉丁文的「insula」即小島的意思。

爾後又過了二十餘年，人類才成功地從胰臟蘭氏小島細胞中萃取出胰島素，並證實其降低血糖的作用。

現在的糖尿病

我們在前文提到，糖尿病分成「第一型」和「第二型」兩種。「第一型糖尿病」通常也可以說是「青年型」或是「胰島素依賴型」的糖尿病。疾病成因是體內免疫系統攻擊了胰臟蘭氏小島細胞，讓蘭氏小島細胞無法生產足夠的胰島素，讓血糖居高不下。通常罹患第一型糖尿病的患者會在孩童時期或青少年時期發病，而且需要一輩子仰賴注射胰島素治療。在今天缺乏胰島素的第一型糖尿病患者約占糖尿病全體病患的一成左右。

「第二型糖尿病」主要是因為體重過重，使身體分泌胰島素的功能變差，對胰島素的

45 蘭格漢斯（Paul Langerhans, July 25, 1847 - July 20, 1888），德國生理病理學家。

敏感度也降低，這種糖尿病被稱為「成年型」糖尿病。雖然第二型糖尿病的病人也會有部分胰島素缺乏的問題，但程度不若第一型糖尿病嚴重。這類病人的胰臟細胞依舊能夠生產胰島素，但是體內組織卻出現「胰島素阻抗性」，於是無法順利地代謝利用葡萄糖。

較麻煩的是，過去這種情況多在成年人身上出現，但隨著年輕人的肥胖情形日益嚴重，在孩童及青少年身上也越來越常診斷出第二型糖尿病。

什麼樣的症狀會讓我們懷疑病人罹患糖尿病呢？

最典型的症狀就是血糖過高所引起的極度口渴，經常想要喝下大杯飲料。血糖過高會讓人感到很疲倦，容易生病或感染，傷口不易癒合，長期下來肢體末端會變得麻木，且血液循環越來越差。另外，患者的體重會逐漸降低。

這裡所提到的是糖尿病的「典型」症狀，不過在目前這個時代，許多罹患第二型糖尿病的人並沒有明顯的症狀，常常是在抽血檢查時意外發現的。所以面對這一群被意外發現的糖尿病患者，醫師總是很難說服病人開始面對體重問題並認真控制血糖。但我們一定要提醒大家，糖尿病會帶來許多嚴重的併發症，心臟病、腎臟病、眼睛病變、神經病變會接連出現，不可不慎。

如今，糖尿病已不再是必死無疑的不治之症。雖然醫學上仍無法治癒糖尿病，但是透過控制血糖、血壓、血脂肪，再搭配上藥物控制，就能避免許多嚴重的併發症發生。

接下來，就讓我們來看看控制血糖的重要藥物——胰島素的故事吧！

發現胰島素的榮耀

現在我們知道，胰臟內的蘭氏小島細胞會分泌胰島素，經由胰島素的作用就能降低血糖濃度，這樣的發現牽涉到了無數糖尿病患者的生與死。在二十世紀初，雖然有人推測蘭氏小島的分泌物可以控制血糖，但是卻因為副作用很大，所以遲遲無法實現。

一八九一年班廷[46]生長於加拿大安大略湖區的農村，大學時原本選念藝術學位，後來發現醫學似乎更有前途，就轉到醫學系就讀。沒想到念著念著，第一次世界大戰開打，雖然加拿大並非戰區，但熱血班廷馬上從軍到英國打仗。不過後來政府發現應該要更妥善利用這群醫學系學生，便將班廷等醫學生送回加拿大，用十五個月的短時間密集訓練，讓他們將醫學系學業完成，爾後班廷就以軍醫的身分再度前往英國、法國等前線服務，曾經獲得英國政府頒發的十字勳章。

一九一九年回到加拿大的班廷就開了間外科診所，雖然診所內容是什麼都看，不過最主要的服務內容都是以跌打損傷為主。為了生計，班廷還找了份大學講師的兼職，替大學生講解解剖學和生理學。

46 班廷（Sir Frederick Grant Banting, November 14, 1891 - Febrary 21, 1941）。

然而，過去班廷自己所受的醫學教育是戰爭時期的「速成班」，基礎科學知識並不紮實。每次要去課堂上替大學生上課前，班廷都得自行惡補。

某個晚上，班廷為了準備隔天上課的主題——胰臟，開始念起一些胰臟的最新研究報告。正當班廷準備上課教材時，一份屍體解剖報告的內容吸引了班廷的目光。

這份報告說，死者的胰管被胰管結石擋住，因此屬於外分泌的胰液無法經由胰管流進消化道，久而久之，使得分泌胰液的腺泡細胞都因此而萎縮了。不過，研究者發現一件很有趣的事情：死者胰臟裡屬於內分泌的蘭氏小島細胞並沒有受到影響。

「這很有趣！」班廷心想著：「內分泌、外分泌……嗯，這應該代表著某件事情！」

班廷覺得這份報告似乎透露著某種弦外之音，讓他整晚輾轉難眠。到了半夜，班廷突然靈光乍現，他終於想清楚內心那個小小的聲音了。

「我該這麼做……」班廷飛快爬起身，將腦子裡的想法記錄於記事本上：「我可以把小狗的胰管綁起來，等個六到八個星期，這樣狗的腺泡細胞就會萎縮。如此一來，胰臟裡存活的細胞只剩下負責內分泌的蘭氏小島細胞，我就能將蘭氏小島細胞的分泌物萃取出來，運用於糖尿病的患者身上。」

相信嗎？班廷當時對糖尿病的了解非常粗淺，在夜半三更寫下的這段話裡，連糖尿病的英文「Diabetes」都拼錯，寫成了「Diabetus」！

發現胰島素

雖然班廷對生理學、對胰臟、對糖尿病都僅是略懂皮毛，但他急著將腦中的想法付諸實現。不過想歸想，班廷過去念「醫學速成班」時可是連做實驗的經驗都沒有，更別說要有自己的實驗室做研究了。

在朋友的引介下，班廷找上時任多倫多大學生理科教授的麥克勞德，一九二一年時麥克勞德教授四十五歲，是當代葡萄糖新陳代謝的專家。相較之下，三十歲剛起步的外科醫師班廷顯得是個嘴上無毛的傢伙。

麥克勞德聽完班廷的理論時顯得半信半疑，而聊得更深入後，麥克勞德更發現班廷對胰臟的生理學幾乎可說是一知半解。有好幾次麥克勞德都想勸班廷別做這種不切實際的想望了，這一切會徒勞無功的，麥克勞德信手捻來就是好幾個著名科學家的失敗案例。不過，班廷聽不進去，他渾身上下充滿了研究胰臟蘭氏小島細胞的熱情。

最後班廷用熱情說服了麥克勞德，麥克勞德答應在隔年暑期實驗室的空檔中撥出一塊空位和一些實驗用的狗，並建議班廷修改某些實驗步驟，最棒的是，麥克勞德還借出實驗室研究生貝斯特[47]給班廷當助手。

麥克勞德的懷疑不是沒有道理的，從一九〇〇年到一九二〇年期間，已經有不少生化

47 貝斯特（Charles Herbert Best，27 Febrary 1899 - 31 March 1978）。

生理學家投入胰臟方面的研究卻都空手而歸，往往都只在動物實驗行得通，就是過不了人體試驗這一關，畢竟不夠純化的胰臟萃取液常常會帶來過多毒性，讓病人產生高燒及膿瘍等併發症。

事實上後來班廷曾不只一次承認，如果當時自己多看點論文，對當代胰臟方面的知識涉獵更多，他可能連實驗都不敢進行了。班廷說：「讀太多文獻的話，就會被廣泛的意見搞到思緒凌亂，被負面結果混淆視聽，所以我個人不建議讀過多的醫學文獻。」

無論如何，我們得慶幸一九二一年時的班廷帶著初生之犢的勇氣奮力往前衝刺，他結束外科診所，賣掉自己的房子，搬到多倫多做實驗去。有整整五個月的時間裡，班廷與助手貝斯特幾乎都生活在實驗室裡與小狗一而再、再而三的奮戰。

班廷負責替小狗動手術綁掉胰管，不過有的狗很快就死於感染，有些狗在胰管被結紮後腺泡細胞卻仍好端端地沒有萎縮。當實驗開始兩個星期內，十隻狗狗裡竟然有七隻已經陣亡了，讓阮囊羞澀的班廷又再掏腰包、花錢補進幾隻實驗用狗。

由於班廷沒進過實驗室，所以貝斯特就得負責其他與化學實驗有關的部分，認真地選用不同方式檢查狗狗血液及尿液內葡萄糖濃度，以求快且精準。

兩個多月過後，班廷與貝斯特終於等到實驗小狗腺泡細胞萎縮的一天，班廷將狗的胰臟取下，萃取出蘭氏小島細胞萃取液，打進另一隻代號 401 的小狗身上。先前班廷已經移除 401 號狗的胰臟，讓 401 號狗兒變成了糖尿病患。在打進蘭氏小島細胞萃取液後，貝斯特每半個小時就替 401 號狗狗測一次血糖。發現結果很令人滿意，401 號狗那原本居高不下的血糖值在接受注射後的一個小時內筆直下降。雖然隔天 401 號狗狗就於昏迷中死亡，但如此結果總算讓班廷和貝斯特看到一線曙光：蘭氏小島的萃取物真的可以降低血糖！

被懷疑造假

這時剛好實驗室老闆麥克勞德從蘇格蘭高地度假回來，班廷得意又急切地與麥克勞德分享這個熱辣辣剛出爐的實驗結果。沒想到，麥克勞德卻沒有一絲興奮的表情，反而是旁敲側擊地不斷套話。原來，這個實驗結果好到讓麥克勞德誤以為班廷是在造假！本來興高采烈的班廷臉色變得鐵青，完全被麥克勞德不合理的懷疑給惹毛了。後來經由研究生貝斯特的解釋，麥克勞德才願意相信班廷和貝斯特真的做出了一番成績。但，也由於麥克勞德最初的不信任，讓麥克勞德與班廷兩人爾後一輩子都存有難解的心結。

曾修習藝術課程的班廷無疑地是個具有藝術性格的人，帶點衝動、強迫、沒耐心、又不易與人相處，顯然和實驗室老闆麥克勞德那種一絲不苟的科學人性格不太相似，因此這段時間裡摩擦不少。幸好孤注一擲的班廷在幾個月內繳出不錯的成績，才能說服麥克勞德付他一點薪水。在此之前，班廷所從事的都是無薪研究。

然而實驗進行幾個月後，那些被綁住胰管的狗只剩下一兩隻還活著，意味著蘭氏小島細胞即將用罄。班廷和貝斯特開始尋求新的蘭氏小島細胞來源，將目標物轉向從動物胚胎或新生兒取下的胰臟。原來啊，動物胚胎的營養是直接從母體身上取得，自身不需要進行消化，因此胰臟裡沒有外分泌的那些酵素成分，只有濃度極高的內分泌產物，這完全符合班廷及貝斯特的需求。

實驗室老闆麥克勞德見兩位研究者的結果愈來愈令人滿意，開始加派人手幫助班廷及貝斯特，甚至逐漸收掉自己手邊其他的研究，準備投入所有人力物力研究胰臟蘭氏小島萃取物，其中麥克勞德加派的生化專家寇立普在純化胰臟萃取物方面貢獻很大，讓同分量的藥物發揮的效果愈來愈強。

這個冬天大概是班廷在加拿大度過最熱情又最冰冷的雪季，一方面班廷急著解決所有關於蘭氏小島細胞的問題，一方面又被自己於現實中欠缺的技術困住，僅能仰賴實驗室老闆麥克勞德或寇立普的經驗和學識。當寇立普一度宣稱自己已經突破萃取技術障礙、準備要脫離團隊時，班廷完全無法忍受寇立普企圖奪走這塊心頭肉，憤怒地將寇立普打倒在地。雖然最終所有研究者都留下來了，但班廷後來透露，當時他的壓力大到不行，每晚幾乎都是靠著飲用萃取蘭氏小島細胞用的高濃度酒精才能入眠。

扭轉命運的胰島素

到了一九二二年年初，受試者出現了。由一位瘦到只剩下皮包骨的十四歲小男孩接受蘭氏小島萃取液的注射，小男孩血糖開始下降，並奇蹟似地恢復。（圖24）後來他們決

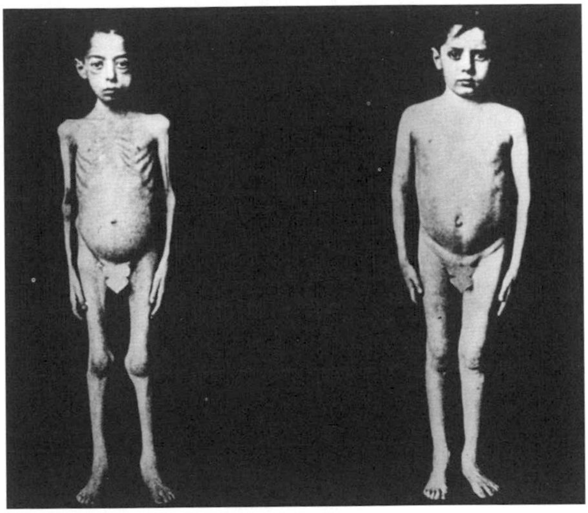

圖 24：接受胰島素治療的糖尿病童，左為治療前，右為治療後。
圖片來源：WHO

定依循前人的命名，稱這項蘭氏小島萃取液為「insulin」，我們熟悉的「胰島素」因而正式誕生。

千百年來，缺乏胰島素的糖尿病患者只能坐以待斃，痛苦地度過幾個星期後即昏迷、死亡。胰島素的出現，讓糖尿病不再是個不治之症。消息一傳出，許多糖尿病患紛紛前往多倫多尋求活命的機會。多倫多大學也與藥廠密切合作，大量生產，讓胰島素迅速普及到全世界。

拋棄一切全心投入研究的班廷於一九二三年因發現胰島素而獲得諾貝爾獎，從研究開始到獲獎僅有短短兩年時間，創下史上最快獲得諾貝爾獎的紀錄。不過呢，這個諾貝爾獎背後還有點小插曲：與班廷一同獲獎的，不是最初與他工作的貝斯特，而是實驗室老闆麥克勞德。

所以在得知獲選為諾貝爾獎得主的那一刻，班廷並不是高興地手舞足蹈，而是氣得七竅生煙。畢竟在班廷心中總覺得麥克勞德是在掠奪功勞，而非實質上參與實驗的人，頂多只是講幾句話編派事務而已。憤怒的班廷揚言要拒絕領獎，但周遭的朋友好言相勸，要班廷為祖國加拿大想一想，那可是頭一遭有加拿大人領到諾貝爾獎啊！

為了加拿大科學發展著想，班廷最後還是接受了諾貝爾獎，但班廷宣布他會將一半獎金分給貝斯特，並提醒眾人，他會永遠與貝斯特共享這項因發明胰島素而領受的諾貝爾獎。實驗室老闆麥克勞德依樣畫葫蘆，宣布他要將一半獎金分給對萃取純化胰島素有功的寇立普，用行動展示，胰島素是他們四個人的共同成就。

胰島素徹底改變了糖尿病的命運，讓患者不再只是坐以待斃。即使班廷、貝斯特和寇立普擁有胰島素的專利，但是並沒有打算從中獲利，他們各以一塊美金的代價將專利權轉移給多倫多大學，並與藥廠合作大量生產，讓胰島素能夠以更便宜、更快速的方式，幫助到全世界的病人，扭轉一個原本必死無疑的疾病。因此，班廷的生日十一月十四日被訂為世界糖尿病日，讓人類永遠記得這位不顧一切實現夢想的科學家！

面對糖尿病

過去糖尿病沒藥醫，又會迅速取走性命，令人聞之喪膽。但在胰島素問世後，糖尿病患者不再只是無助地等待死亡，而有了存活的機會。飲食和生活型態的改變，讓與體重過重息息相關的第二型糖尿病患者大為增加。目前全球有近三億人口受到糖尿病的困擾，其中九成屬於第二型糖尿病，為了治療糖尿病及糖尿病衍生的各種併發症，世界各國都付出了龐大的代價，防治與控制糖尿病已是人類文明的重要課題。

無論是第一型或第二型糖尿病，患者都需要維持均衡的營養與健康的生活型態，盡量每天運動、戒菸、自行監測血糖值，以及定期抽血監測糖化血紅素值。第一型糖尿病的病因起源於胰臟無法產出胰島素，所以必須施打胰島素治療。病人接受胰島素施打之後，最好養成良好的飲食習慣，並小心地監測血糖值，避免低血糖的狀況發生。持續自行監測血糖值也才能讓醫師判斷最恰當的治療劑量，以達到最佳的治療效果。

健康的生活型態對第二型糖尿病的影響更為顯著。很多不良的生活習慣，像是抽菸、肥胖、高血壓、高膽固醇及缺乏規律．運動都會讓糖尿病繼續惡化。如果擁有較健康的飲食內容，攝取多種高纖維蔬菜水果、減少食物裡糖分和脂肪含量，再搭配上適量運動，不要抽菸或飲酒過量，糖尿病就會比較好控制。不過在這其中最重要的事實就是，我們需要一輩子自行積極參與，維持良好的生活態度，才能對抗糖尿病！

剛被驗出第二型糖尿病的患者若血糖狀況尚可，醫師通常不會馬上使用藥物，而是建議病人先進行數個月的飲食控制及運動，以改善血糖。倘若血糖降低的程度不甚理想，可能就需要開始服用口服藥。

倘若飲食、運動和口服藥皆無法順利控制血糖，那麼醫師可能會加上胰島素針劑治療。同樣的，患者務必小心監測血糖值，才能安全有效地控制糖尿病。

控制血糖的藥物

糖尿病的用藥大致上分成三個種類，一種是減少腸胃道內葡萄糖的吸收，一種是增加胰臟分泌胰島素的量，另外一種是讓組織對胰島素更敏感、更好作用。醫師會評估每個病人不同的身體狀況，再從這幾種用藥中做出選擇。

除了現行的藥物之外，印度、澳洲、臺灣等各地的研究人員也都希望從草藥中提煉出抗高血糖的新藥方。這並不是癡人說夢喔。目前有個常用的降血糖用藥「二甲雙胍（metformin）」，正是從過去做為草藥的「山羊豆」提煉而來。

一九二〇年代科學家發現這類藥物有降血糖的功效，將其報導於科學期刊。可惜不久後席捲全世界的胰島素旋風，完全遮蓋了它的光彩。直到一九四〇年代有菲律賓學者重啟研究，他們期待這類藥物可以殺菌、抗病毒，便嘗試用來治療流行性感冒，過程中意外記錄到患者出現低血糖的狀況。由於大部分醫師並不相信這類藥物能夠殺菌或抗病毒，這時又出現了盤尼西林這種強力的抗生素，相關的研究又再度銷聲匿跡。

十多年過去後，才又有一位專精於糖尿病的法國醫師重新研究二甲雙胍降血糖的功效，發現這個藥物能使身體周邊細胞對胰島素更為敏感，因此將其取名為「Glucophage」，意為「吃糖者」，代表此藥能夠降低血糖濃度。可惜後來此類藥物的兩個姊妹品陸續因乳酸中毒的副作用下架，二甲雙胍亦不若其他的血糖用藥名聲響亮。

推出這麼久之後，二甲雙胍在二〇〇七年嶄露頭角，因為實驗證明這是唯一一個不會對心臟衰竭病人造成危害的糖尿病用藥，也是唯一一個不會增加患者體重的藥物，甚至在與其他糖尿病用藥相比較時，這個藥最能夠減少病人死亡率。於是經過了數十年的沉寂後，二甲雙胍終於鹹魚翻身成為被廣泛使用的藥物。

痛不欲生——急性胰臟炎

來到急診室的患者，有很大一部分都是主訴腹痛。腹痛的原因有千百種，腸胃炎、胃潰瘍、便祕等都會讓人感到腹部不適，其中有一種會讓人痛不欲生的原因，正是胰臟炎。

那究竟什麼是胰臟炎？為什麼胰臟炎會這麼厲害呢？

急性胰臟炎的表現通常是腹部、後背中段有劇烈疼痛，伴隨著噁心、嘔吐等症狀。遇上來勢洶洶的胰臟炎，會讓病人無法吃喝、嚴重脫水，在短時間內迅速惡化，甚至休克、死亡，因此許多胰臟炎的患者需要住院觀察。

胰臟發炎主要就是屬於外分泌的酵素在裡頭作亂。胰臟是人體進行消化的主力，可以分泌多種酵素來分解脂肪、蛋白質和醣類。酵素的角色很類似「炸藥」，可以將食物的大分子「炸」成小分子，身體才有辦法吸收利用。這些酵素能夠分解牛肉、豬肉，當然也能夠分解「人肉」。沒錯，因為人體同樣是由蛋白質、脂質所組成。

這樣的說法聽起來很可怕，但卻可呈現出人體運作的巧妙。胰液裡的酵素剛被分泌出來的時候並沒有被活化，有點類似上了保險的炸藥，所以不會傷害我們的身體。當胰液進到十二指腸接觸膽汁後，保險會被解除，一連串酵素開始運作，分解食糜進行消化任務。

倘若這個巧妙的機制受到破壞，酵素在胰臟裡被活化，就會大肆破壞胰臟並導致發炎。有許多酵素在體內持續「消化」著自己的組織，嚴重程度可想而知。

受到破壞的胰臟容易受到細菌侵襲而感染，而且體內劇烈的化學變化會讓患者發燒、脫水、連肺部功能都會受到影響，腎臟也會因為脫水而衰竭。反覆的胰臟炎會將胰臟破壞殆盡，並牽連到周遭的器官。

酗酒、膽結石、血鈣過高、三酸甘油脂過高、腹部外傷，或是腹部手術等都有可能導致胰臟炎。酗酒造成的急性胰臟炎相當常見；而臨床上有膽結石的人很多，其中某些患者的膽結石會卡住胰管，讓胰液和膽汁無法順利流入十二指腸，淤積在胰臟裡又被活化的酵素，開始溶蝕胰臟組織，這種狀況我們稱為「膽結石性胰臟炎」。為了避免反覆發作，在急性期過後醫師會建議病人接受膽囊切除一併移除膽結石。

若不試圖解決病因，胰臟炎可能會從急性進展到慢性，胰臟反反覆覆地發炎、結疤，悶痛、劇痛將輪番上陣，成為難以根除的噩夢。慢性胰臟炎會持續摧毀胰臟外分泌及內分泌，削弱患者的消化功能，也讓血糖變得很難控制。被消化掉的胰臟有時會造成蓄膿、出血或其他的症狀，非常棘手。

目前我們面對胰臟炎時，會先採取禁食、止痛、和補充水分等支持性療法。等到病人狀況較穩定後，再從病因對症下藥，看看是要降低三酸甘油脂，接受膽囊切除手術，或治療患者的酒精成癮。萬一轉變成慢性胰臟炎，那病程就會極為複雜且難以預測，醫病雙方都要有長期抗戰的準備，嚴重的時候需用口服補充胰臟消化酵素，還得注射胰島素控制血糖，至於止痛藥的使用也是重要的課題。

看完了胰臟炎的成因，我們可以理解為何胰臟炎發作之後會如此的難以處理，而事前預防避免胰臟發炎，才是最佳的策略。

國家圖書館出版品預行編目 (CIP) 資料

肚子裡的祕密 / 劉育志 , 白映俞著 . -- 初版 . -- 臺北市 : 臺灣商務 , 2014.04

面 ;　公分 . -- (熟年館 ; 9)

ISBN 978-957-05-2922-7(平裝)

1. 消化系統疾病 2. 胃腸疾病

415.5　　103003029

熟年館 09

肚子裡的祕密

作者　劉育志、白映俞
執行編輯　何珮琪
助理編輯　黃馨慧
封面設計　黃馨慧
校對　謝惠鈴
發行人　施嘉明
總編輯　方鵬程
編輯部經理　李俊男
出版發行　臺灣商務印書館股份有限公司
編輯部　10046 臺北市中正區重慶南路一段三十七號
電話：(02) 2371-3712　傳真：(02) 2375-2201
營業部　10660 臺北市大安區新生南路三段十九巷三號
電話：(02) 2368-3616　傳真：(02) 2368-3626
客服專線　0800-056196
郵撥帳號　0000165-1
E-mail　ecptw@cptw.com.tw
網址　www.cptw.com.tw
局版北市業字第九九三號
初版一刷　二〇一四年四月
定價　新臺幣二百八十元

ISBN 978-957-05-2922-7

廣　告　回　信
台北郵局登記證
台北廣字第04492號
平　　　　　信

10660
台北市大安區新生南路3段19巷3號1樓
臺灣商務印書館股份有限公司　收

請沿虛線剪下，對摺黏貼好後，投入郵筒寄回，謝謝。

熟年館

找回存有的價值，找回生活的樂趣
找回親子的溝通，找回自己的天空

熟年館 讀者回函卡

感謝您對本館的支持，為加強對您的服務，請填妥此卡，免付郵資寄回，可隨時收到本館最新出版訊息，及享受各種優惠。

■ 姓名：＿＿＿＿＿＿＿＿＿＿＿＿ 性別：□ 男 □ 女
■ 出生日期：＿＿＿＿年＿＿＿＿月＿＿＿＿日
■ 職業：□學生 □公務（含軍警）□家管 □服務 □金融 □製造
□資訊 □大眾傳播 □自由業 □農漁牧 □退休 □其他
■ 學歷：□高中以下（含高中）□大專 □研究所（含以上）
■ 地址：＿＿＿＿＿＿＿＿＿＿＿＿＿＿＿＿＿＿＿＿＿＿＿＿
＿＿＿＿＿＿＿＿＿＿＿＿＿＿＿＿＿＿＿＿＿＿＿＿＿＿＿＿
■ 電話：(H) ＿＿＿＿＿＿＿＿＿＿＿＿ (O) ＿＿＿＿＿＿＿＿＿＿＿＿
■ E-mail：＿＿＿＿＿＿＿＿＿＿＿＿＿＿＿＿＿＿＿＿＿＿＿＿
■ 購買書名：《肚子裡的祕密》
■ 您從何處得知本書？
□網路 □DM廣告 □報紙廣告 □報紙專欄 □傳單
□書店 □親友介紹 □電視廣播 □雜誌廣告 □其他
■ 您喜歡閱讀哪一類別的書籍？
□哲學・宗教 □藝術・心靈 □人文・科普 □商業・投資
□社會・文化 □親子・學習 □生活・休閒 □醫學・養生
□文學・小說 □歷史・傳記
■ 您對本書的意見？（A/滿意 B/尚可 C/須改進）
內容＿＿＿＿＿編輯＿＿＿＿＿校對＿＿＿＿＿翻譯＿＿＿＿＿
封面設計＿＿＿＿＿價格＿＿＿＿＿其他＿＿＿＿＿＿＿＿＿＿
■ 您的建議：＿＿＿＿＿＿＿＿＿＿＿＿＿＿＿＿＿＿＿＿＿＿＿＿
＿＿＿＿＿＿＿＿＿＿＿＿＿＿＿＿＿＿＿＿＿＿＿＿＿＿＿＿

※ 歡迎您隨時至本館網路書店發表書評及留下任何意見。

臺灣商務印書館 The Commercial Press, Ltd.

台北市10660大安區新生南路3段19巷3號1樓 電話：(02)23683616
讀者服務專線：0800-056196 傳真：(02)23683626
郵撥：0000165-1號 E-mail：ecptw@cptw.com.tw
網路書店網址：www.cptw.com.tw 網路書店臉書：facebook.com.tw/ecptwdoing
臉書：facebook.com.tw/ecptw 部落格：blog.yam.com/ecptw